中医围治法实践

张其成题

辨病围治
渴望突破

恭贺《中医围治法实践》出版

辛丑中秋楚德书于京华

徐楚德贺词

丁宁 主编

中医围治法实践

全国百佳图书出版单位

化学工业出版社

·北京·

图书在版编目（CIP）数据

中医围治法实践/丁宁主编 . —北京：化学工业出版
社，2021. 11（2025. 5 重印）
ISBN 978-7-122-39893-2

Ⅰ. ①中… Ⅱ. ①丁… Ⅲ. ①中国疗法 Ⅳ. ①R242

中国版本图书馆 CIP 数据核字（2021）第 186155 号

责任编辑：杨晓璐　高　霞
责任校对：宋　夏
装帧设计：关　飞

出版发行：化学工业出版社
　　　　　（北京市东城区青年湖南街 13 号　邮政编码 100011）
印　　装：三河市航远印刷有限公司
710mm×1000mm　1/16　印张 14½　彩插 2　字数 220 千字
2025 年 5 月北京第 1 版第 5 次印刷

购书咨询：010-64518888　　　　售后服务：010-64518899
网　　址：http://www.cip.com.cn
凡购买本书，如有缺损质量问题，本社销售中心负责调换。

定　价：69. 80 元　　　　　　　　　　版权所有　违者必究

编写人员

主　编：丁　宁
编写人员（按姓氏笔画排序）：
　　　　丁　正　丁　宁　田江南　杨心刚
　　　　张　路　姜　浩　姜　超　贾志峰
　　　　鲍永林　谭美娇
审　定：
　　　　李　东　杨宇飞　杨晓达

和丁大夫交流，他给我解释什么是"围治"。他说"小柴胡汤"为什么在中医界用得比较多，而且效率也高，因为小柴胡本身就是一剂围治方。柴胡能疏肝（解热镇痛），黄芩能清热解毒（抗炎），半夏能化痰（改善高凝状态），人参能补气（改善免疫状态），生姜、甘草、大枣调和脾胃（调节胃功能、增强胃动力）。这本身就是兼顾多病机、进行多种途径干预、综合治理法度的体现。后世屡试屡效，在临床中应用相当广泛。

通过这个简单交流，我对这个年轻人有了通透而爽朗的印象，由此不禁想起了中医与道家、道医的联系。我本身不是医生，但因为研究道家文化数十年而时常涉及中医文献，从而对中医理论与实践产生浓厚兴趣且有所关注。事实上，中医的很多祖师也是道家祖师，如黄帝、岐伯、淳于意、扁鹊、张仲景、陶弘景、葛洪、孙思邈、傅山等。基于对生命的关切，道家学派人物利用自身的内观洞察，为中医提供了很多远远领先于现代科学的见解和假设。其中的假设如何与现代科学对接验证？多年来，学术界虽然对此有所探索，却未能深入。可喜的是，丁大夫与其工作团队一起，积极进行临床实践、观察、思考。摆在面前的这部专著就是这方面的经验总结与思考的记录，给出了一个颇有深度和广度的答案。

在现阶段，中医药正处于守正创新、百花齐放、大力发展的阶段。人们注意到：中国第一个诺贝尔生理学或医学奖获得者——屠呦呦教授于2015年12月7日在瑞典卡罗林斯卡医学院所做的题为《青蒿素的发现：传统中医献给世界的礼物》的演讲中，多次提到晋代道士葛洪所著《肘后备急方》的记载："青蒿一握，以水二升渍，绞取汁，尽服之。"正是在葛洪记载的这种偏方的启迪下，屠呦呦领导的工作团队发奋努力，反复实验，最终取得成功。由此可见，中国传统中医学能够为世界的健康事业作出重要贡献，老祖宗留下的宝库颇值得深入挖掘。

看完丁大夫的书稿《中医围治法实践》，内心甚为欣慰。我感觉中医界也是在守正前提下不断创新的。敢于横刀立马于现代科学和现代医学的横流中不畏艰险、不苟流俗、不惧非议，有斯勇气，实乃中医学界之庆幸。这本书不仅回答了传统中医如何与现代科学相对接的问题，还提出了很多如何运用中医和道家文化服务于世界健康生活、提高中国文化核心竞争力的问题。

当今世界处在一个精神疾患高发、社会普遍焦虑的时代。青少年的精神问题、网瘾问题，以及药物滥用等问题，深深困扰着人们的生活。如何解决这些公共卫生领域的问题，什么才是适合中国人体质的养生方式，如何开发中华文化资源库来为全世界铺设一条健康生活的正路，这些已经成为当今社会不可回避且亟待解决的问题。

众所周知，中医和道家在治未病、养心摄生方面具有深厚的文化积淀。以往已经有不少学者进行探讨，提出了解决问题的一些思路和措施，这是需要继续深入考察的。从精神文化层面看，中医和道家可利用的资源绝不仅仅是"天人合一、道法自然"这种哲学认知。如果检索一下道家经典总集——《道藏》，就会发现其中蕴聚着攸关生命疗治的丰富文化宝藏。本书的难能可贵之处，就在于注意到发掘其中的资源，将康养作为"围治"的一维进行专门论述。

回溯历史可以发现：道家学派选定的洞天福地及其造就的文化形态，有助于人们通过特定环境来洗心、调神，从而放松自我、实现健康生活。然而，由于种种原因，当今社会尚未充分利用这方面的资源来为人们的生活服务。丁大夫认为，"围治"的概念并非仅限于药物治疗，而是可以延伸到文化治疗、环境治疗。这与本人2004年在科学出版社出版的《道教科技与文化养生》一书的倡导不谋而合。根据这种思路，那么面对长期失眠、焦虑过度的患者，中医开具的处方就不仅仅是小柴胡汤加艾司唑仑，而是可能通过青城山康养三日游、武当山道功三日营、昆嵛山养心周末游学等方式来加以调理。我想，这应该也是"围治"大概念下中医与道家文化深度融合的一种疗治方向吧。

我们正处于一个伟大的时代，应该充分利用民族文化优势，大胆而扎实地推进生活与中医融合、生活与道医融合，不仅围治已病，更要围治未病。鉴于此，我郑重推荐这本书。

詹石窗谨识于四川大学生命哲学研究中心
2021 年 10 月 20 日

（詹石窗，哲学博士、教育学名誉博士，四川大学文科杰出教授、国家"十三五"规划文化重大工程《中华续道藏》首席专家）

今天是阴历四月二十八，恰逢药王孙思邈1440年诞辰日，静静坐下来写篇序言，想给大家推荐一个年轻的中医人，可畏的后生。

丁宁博士的经历与我有些类似，我们都出生在母亲是中医的家庭，中医科班出身，热爱中医和传统文化。他所在的北京大学第三医院，既承担北京大学的中医教学，又是国内知名的西医院，在这个特殊的阵地做中医，肯定会有不同的视角，这是我一直好奇想知道的。他的一些观点经常会让我感到眼前一亮，在他写对中医的思考时，我也很期待了解他眼中的中医和中医的出路。

丁宁博士用一本书的篇幅特别提出围治，我觉得其实是时代倒逼中医的结果。如果没有西医对中医疗效的步步紧逼，没有这个时代医学时时处处需要临床证据的步步紧逼，围治可能是不会被丁宁博士作为"与西医竞速的唯一的种子选手"遴选出来写成一本书的。

所以围治，并非是不负责任的万人一方，而是通过对疾病更精细的思考给出的现阶段"药方"。我觉得本书可能对于很多在基层执业的年轻中医师，尤其是对中医感到彷徨和困惑的年轻中医人，有很多指导和借鉴意义。因为并不是每个人都能够有这种幸运坐在北京大学第三医院的平台与西医同台竞技，能够在很年轻的时候就接触很全面的疾病谱，处理很多危重的中医会诊，这也是其他年轻中医人不曾容易获得的经历。今天他愿意把自己的所见所闻和经验心得无私地分享出来，我是非常支持和赞扬的。

围治是一个古老的治法，崭新的概念。丁宁博士认为围治有两层含义：首先，围治是对疾病采用多病机干预，多层次、多方剂、多靶点的"包围"以驱邪外出、治疗疾病的方法；其次，中医围治法也可以是综合采用针灸、艾灸、推拿、正骨、心理治疗、食疗、康养等多种非药物治疗手段对多病机或者主病机进行"围而治之"的治疗思路。

这一点我深有体会，厚朴中医诊所发展到今天，我们没有医保，也不强迫患者必须在我们这里抓药。我们挣的是技术钱，厚朴医生通过对患者身心的调摄，重视非药物治疗，闯出了一条新路。丁宁博士说，他重视非药物治疗是受我的启发，我觉得我也受了一点启发，厚朴是个中医的试验田，以后厚朴反而应该在西医病种纲目的基础上去总结和充实自己非药物治疗实践教材。

丁宁博士认为，中医围治可以是用一种治疗手段对多病机的围治，也可以是采用多种手段对主病机的围治，还可能是采用多种手段对多病机和病理产物的大围治。

比如抗疫期间大放异彩的"清肺排毒汤"其实就是个典型围治方。它本身来自于中医经典的方剂组合，这里边包括有麻杏石甘汤、射干麻黄汤、小柴胡汤、五苓散等，不需要辨证论治，也不需要追踪病毒变异——病毒从出生就有个"八字"，寒湿疫的底子不会变。中医对此类合理组合经典方剂进行二次开发治疗特定西医疾病的方剂目前可以固定方案指导临床，如果很多疾病能够找到一系列合理的避开中西医结合障碍的治疗方案，也是中医药"守正创新"的大胆尝试。丁宁博士认为合理组合的围治很可能会让中医冲破随机对照试验（RCT），我也拭目以待，期待中医科研真正回到临床，并在疗效上有扎实的可重复证据。

丁宁博士总结出了他自己在临床中常见的约 50 个西医疾病的中医围治方，或者围治方案。本书作为以西医病种为纲目编写的微型中医内科学的初步尝试，相信对中西医深度融合和提升基层中医执业水平有很大帮助。正如他所说，具体疗效还需要公正的 RCT 进行评判。但我们约定，以后的再版，我们厚朴的团队会加入撰写非药物治疗部分。在这本书的编排中，很可贵的是丁宁博士专门把非药物治疗作为一部分。

请我作序时，他说这部分可能还需要一代人或者几代人去摸索和总结。他写作这本书的初心，还是希望把中医从过度纠缠于草药组方辨证中解放出来，腾出工夫投入非药物治疗的广阔蓝海中。他觉得老百姓太苦了，以后的疾病会越来越多，发病越来越早，新药越来越多，花费越来越重。中医不是没有办法，但各家学派各执一词，到了医院专家一号难求，年轻医师面临各种困惑和疗效欠佳的打击，所以很想通过这种方式去传达一种不同的声音。我相信丁宁博士本人也不反对个体化医疗，辨证论治，但现阶段我想这也是中西医交流的主要障碍，所以重提围治的概念，希望能够给中西医结合带来新思路，也为外治开启一个新视角。

在不同阵地的中医同仁想为中医做点事情，尤其是年轻人，我是非常支持的，这是中医后继有人的表现，哪怕有些观点颠覆了我的既有观念，我也会持开放的心态进行审视。这本书也是中医走到古今最大历史十字路口的一道独特风景线。庆幸的是，我们正经历一个对中医最为友好的时代，中医也在抗击新型冠状病毒的战役中不辱使命。我们中医人，不分体制内、体制外、经方派、时方派，甚至以后可能会有个"围治＋非药物治疗派"，必须团结起来，放下成见，互相学习，才能不辜负这个时代。

徐文兵
于北京厚朴中医
2021 年 6 月 8 日

（徐文兵，厚朴中医创始人）

　　做中医越久，越发现其不朽的价值。作为一个普通中医师，其职业生涯的
所见所感，只能是中医宝藏中的沧海一粟。在中医药"守正创新"的历史最好
发展环境下，本书立意于格物致知，大胆假设，抛砖引玉，立足临床试验，希
冀用数据揭开中医神秘的面纱。因为目前中医存在的门户之见、过度迷恋玄学
之见的弊端也是非常明显，无定方定法与西医对接，缺乏有效的随机双盲试验
数据。在国家越来越重视中医、而中医的实质性地位却爬坡艰难的今日，虽有
武汉抗疫一役力挽狂澜，但也有甫一露面便遭围殴的双黄连，各种中医江湖话
术横行世间，还有不断追求对接生物学热点的科研，越研究越琐碎，越自娱自
乐，越小题大做。中医作为一个众说纷纭的学术生态体系，与基于科学和统计
的现代医学进行整合并力图互通语言，其意义也许才会逐渐显现出来，这也是
本书的写作立意。

　　我出生在一个中医世家，母亲陈华琴大夫生前曾任山东省枣庄市市立医院
中医科主任多年。2011 年～2014 年我跟随我国著名中医肿瘤专家、中国中医
科学院首席科学家杨宇飞教授读博士，杨老师看病非常认真负责，对学生如同
己出。三年来在门诊的言传身教、耳提面命给我日后的临床打下了扎实的基
础。博士毕业进入了北京大学第三医院中医科，一入科就跟随国医大师王琦院
士的弟子李东主任跟诊学习。李东主任的教学很细致负责，跟诊期间，每一个
病人她都让我先四诊合参，然后开出药方，她再进行点评、修改、记录、反
馈，所以我在很短的时间内学到了很多她的临床经验。这种绵密多元的临床训
练让我幸运地管窥到了诸位明师的经验。

　　将这些或可活人救命、效如桴鼓的方子公诸于世，提供一些正能量信息
的中医真言才能真正治病救人。大家聚餐总得有人提供餐具和场景，都不愿

意干摆盘的事情就永无兰亭之序，围治就是这样一场中西医雅集，而我希望做好这场雅集的服务员。西医的同仁若有心拿这些方子来做临床试验，相信大部分能出很好的结果，因为每一个方子我都曾反复应用多例病人，像会诊治疗病房常见发热的"清安汤"，我用此方治疗过至少 40 例，安全有效。所以我特别希望持有开放心态、理解中医的西医同仁与我们一起开展科研。

医学发展到今天，各专业的门槛都太高了，不同专业的医生已经基本听不懂彼此说话了；老百姓看病难、看病贵，需要很多简便直接的救命方。我相信此书会对他们有路标性作用，即在辨证论治中获得辨证的方向。

中医太广博，我只写我视野范围内的中医，我看到的中医和初学中医的人肯定不一样，和中医大师们的肯定也有很大差距，中西医要结合，RCT 是绕不过去的河，建桥总有人得往中流里打下第一个桩。现代医学的疾病谱系也非常广博，我所写的几十个病，也只属于内外科系统病种的九牛一毛，就算开启一个引子吧，抛砖引玉。希望大家可以把各种疾病的中医治疗最佳方案找到并完成临床证据。

汉字是偏旁部首组合的文字，中医在我眼中也可以不同药方进行组合，这也是中医文化的基因。"围治"一词并非我首创，但我觉得目前可以着重提一下以引起同仁的注意。

其实很多疾病的一线治疗应该是中医。在西风渐盛的 20 世纪，几代中医人也提出了很多新的创见、新的理论，但在临床实战擂台上难以用可复制的方法击倒疾病。中西医之争，我说文化，你要证据，我有疗效，你要重复，就逐渐谈不来了。其实争论都是没必要的，都是缺少客观的临床试验去检验的缘故。

赠人药方，手有药香。世界的不完美是一种共业，我们也参与其中。"夫一人向隅，满堂不乐"，每当遇到因疾病而几乎遭遇灭顶之灾的病人和家庭，作为医者内心还是很挫败。人要做点有意义的事情，这个时代的中医更是这样。要深度融合中西医，就要从一些确定的、可以立得住的、经得起临床检验的方子以及治疗方案开始。因为在不谈文化的层面，中医依然能够取到良好的疗效。本书因为其法为围法，仅撷取临床熟练运用的几十个方子或者方案，仅为年轻中医粗浅的实践作业，故起名为《中医围治法实践》。也期待更多的辨病方和方案的涌现，改变中医临床擂台上的颓势。

其实《伤寒论》《金匮要略》里也尽是辨病方，而非辨证方。当今时代，西医的诊断已经将疾病细分到极致，急需新的以西医疾病为纲目的中西医结合内科学。伤寒金匮的方子一千年前普遍管用，随着工业化种植和疾病谱系的变化，现在已经不能直接拿来就用了，只能再组合重排，进行二次创作。以后的新伤寒、新金匮，可能不会是某个医生写的，而是由很多可靠的 RCT（随机对照试验）结果验证汇总而成的一系列新经方，这个工作不会是一个人或者一个团队能完成的。这其中很多会是围方，也许会有今日这几十个方案的部分改良方案。

另外还需说明一点：药是古人药，方是古人方。全天下中医人都在学古人，常用的中药无非就那一百多味。我的围方中也许不可避免有很多药味与某些大夫的拟定方有重叠，但立意绝无掠美，如有重叠可以告知作者以便再版时加引用注明其初创者。

人体是复杂的，疾病也是复杂的。我必须澄清任何时候精准医学和辨证论治都应该作为理想状态的一线方案，围治可以在精准医学无解的时候作为二线方案，或者精确治疗的辅助阶段方案。所以我在每一个方的用法上都标注"二线方案"，希望二线方案的新航道可以让一线方案更加有力量，也能协助一线方案力挽狂澜，或者慢病守方，或者沟通中西。

另外致谢西医同仁，可以包容我粗浅的西医知识，贻笑大方。现代医学发展太快，有很多疾病分期分型、诊疗手段很难以我一个人的知识面而实现覆盖毫无偏差，如有不妥之处敬请指正。中医也不要思想懒惰，拒绝学习西医。做一个好中医或好西医亦或是好的中西医结合医者都首先要做一个客观的人。我也是一个热爱科学技术的中医，我希望中西医都能放下主观成见，首先客观地看待彼此。

感谢四川大学詹石窗教授和厚朴中医创始人徐文兵老师为本书作序；感谢北京中医药大学张其成教授为本书题写书名；感谢中央新闻纪录电影制片厂徐楚德教授为本书题词。

最后感谢我的母亲，世间事情总是"损其有余，补其不足"。比如喜欢道貌岸然的人，可能真的假的给扯个丑闻；比如好以学问自居的人，很可能生个很学渣的娃子；比如热爱医学的人，很可能偏偏让你的亲人早早离去来打脸提醒你其实你医术也不精。母亲的离去，原因很复杂，我谨以此书功德供养，完成您未竟的事业。

本书如能在中医辨证、辨体的基础上，给辨病论证开启一点局面，也算综合医院中医科年轻医师给中医药即将启航的大时代上交的一份不成熟答卷。

2021 年 8 月 16 日凌晨于北京

目 录

总论：

中医围治法的基本理论

围治法是中医与西医竞速的"种子选手"

中医不是严格意义上的自然科学，它是自然哲学向自然科学过渡的一种中间体。虽然中医基础理论里有很多大胆的猜想和假设，但也不同于数学和文学的猜想和假设，它既没有数学那么严谨，又没有文学那么浪漫。它不完全是经验医学，而是立足于应用，根据自己既有理论体系和医者案例库综合推导并反复应用的准科学体系，既有的理论也可以排列组合，以一定的逻辑推导触探未曾见过的疾病。所以中医在这个时代既有它超前的地方，也有它落后的地方，它的疗效毋庸置疑，但它的可重复性也缺乏理论和数据的支撑。在这个倡导中医药"守正创新"的时代，传统中医已经具备了融入自然科学大家庭的端口，这个端口就是临床试验。

中医有很多治好疑难杂症的案例，但很少有中医挑战随机对照临床试验（RCT）的报道。中医做 RCT 试验的组方很少，因为这不仅要突破辨证论治的理论，还需要发现有效的组方，并耗费大量的临床资源和科研资源。现在中医界在积极建立中医特色的新药评价机制，再孵育一批疗效极佳的新药方和诊疗方案。若干年后若很多中医临床数据写进治疗指南，中医的治疗在临床中会更加具有说服力。身为中医我自然敬畏疾病，但我也敬重科学，思考实践许久，中医能在现阶段挑战严谨的临床试验的，恐怕只有围治这个"极简风""极繁风"的选手了。说它极简是因为它避开了中医辨证论治、一人一方的特点，用平和无毒的组方立意，走向一病一方、辨病论证；说它极繁是因为它突破了固有方剂的限制，整合了多种手段。

20世纪中医在西医面前的不自信，最主要的原因在于缺少循证医学证据。钟南山院士称自己是相信中医的，但他老人家也提出必须把中医的经验医学变成循证医学才行。可惜中医目前RCT的证据太少了。也就是说我们必须组织一套初步的中医方案，并能孵育几个种子选手能够冲破RCT试验，这就是本书的初心之一。

围治之法并非主观臆想，我也想用黄连素根治糖尿病，但可惜黄连素做不到，即使有一些或然有效的科学研究。本书的组方都来源于临床实践观察。方是古人方，病是今日病。中医药治疗很多好疗效仅存在个案中，究其原因，当今时代人们的体质已与过去发生了巨大的变化，不仅复杂疾病的患者具有复杂体质，普通疾病很多时候患者也存在复杂的体质背景。而围治法中的多靶点，与复杂体质疾病背后病机的契合，就为围治法的实战性创造了条件。

中医治疗自宋元以降通常是以经方为基础，自身学派为主导思想，近岁又以抓主证顾兼证为主要策略进行临证治疗。汉唐乃至宋代以辨病为主，辨证论治并非中医胚胎里就有的，而可能是中医学科教育给现代中医人形成的固有印象。虽然个体化治疗很好，但也不能处处削足适履。据报道最早使用中医药管理局清肺排毒汤的河北、山西等地新型冠状病毒肺炎的治愈率能达到90%，这么高的治愈率很可能高于一些辨证论治、一人一方的省份。辨证论治的初心固然好，但实际临床中很多低水平中医的辨证都似盲人骑瞎马，反而不如后来官方推出的一系列辨病方。

由于临床医学和现代分子生物学的飞速发展，近一百年尤其是新中国成立后西医逐渐成为我国卫生保障的主流，中国人的平均寿命也从三十多岁增加到如今的七十多岁。中医虽然在基础卫生保障和对抗大重大公共卫生事件如新型冠状病毒肺炎、重症急性呼吸综合征（SARS）、甲型H1N1流感等中也发挥过巨大作用，国家也在大力支持中医发展，但是中医在基础理论创新、参与大型慢性疾病防控提供高通量治疗等方面确实落后于西医。

中医经过几千年的理论发展，经过历代医家呕心沥血的钻研，其组方理论已汗牛充栋，特别是近年中药现代化的发展，中药有效成分的大量发现让中医实现"科学"成为可能。但如今复杂的社会背景下疾病往往存在复杂的病机，这亦是古人未曾遇到过的，非简单地继承传统或者中医科学化可以解决。许多疾病如癌症、糖尿病、高血压病、心脑血管病等在西医框架下已经有相对完善的治疗方案和临床路径。对于现代社会频发的慢性病，最好的策略我认为是中西医结合治疗，对初发的高血压、糖尿病、癌症，可用纯中医方法先进行一轮治疗或者中西医同时进行治疗，中医想跃升为一线治疗最需要的就是临床证据。

其实中医在协同对治此类疾病并非没有更佳办法，中医如果在面对常见慢性病时仍固守陈观，或者亦步亦趋地跟随基础研究流行的科研趋势，充满证据级别较低的个案报道和数据分析以及大同小异的基础实验研究，缺乏疗效确切的药物或者有循证医学证据的治愈方案，而仅仅是姑息治疗方案，并且适宜中医治疗的场景预设的前提很多，中西医结合将更多层面是彼此听不懂的客套寒暄，中医很难在治疗大病的竞逐中获得实质性地位。

何为"中医围治"

《金匮要略》中说："病疟，以月一日发，当以十五日愈；设不差，当月尽解；如其不差，当云何？师曰：此结为癥瘕，名曰疟母，急治之，宜鳖甲煎丸。"我们查阅《金匮要略》鳖甲煎丸方剂组方相关文献，发现探讨仲景制方原则和用药规律的论文很多，后世对此方主证兼证的争论也很多，关于此方君臣佐使的配伍组成也有很多版本，但无论争论如何，后世采用此方治疗"疟母"范畴的疾病如肝硬化、肝脾肿大、肝癌等符合上述证治要点者均取得一定疗效。应该说鳖甲煎丸就是记载最早的围治方代表之一，也是仲景对于复杂疾病采用"围治"思维辨治的一次垂范。

唐朝孙思邈的《备急千金要方》《千金翼方》记载了大量古时及当时临床疗效很好的方剂，其中有很多都是围治方。在《备急千金要方》中记载，有人曾问孙思邈为何用药量大且繁："古人用药至少，分两亦轻，瘥病极多；观君处方，非不烦重，分两亦多，而瘥病不及古人者，何也？"孙思邈这样回答："古者日月长远，药在土中，自养经久，气味真实，百姓少欲，禀气中和，感病轻微，易为医疗。今时日月短促，药力轻虚，人多巧诈，感病浓重，难以为医。"孙思邈认为药材质量下降、人欲炽盛、体质的下降、性格乖张造成古方在当时疗效欠佳，最后他又叮嘱后世医家："夫处方者，常须加意，重复用药，药乃有力。若学古人，徒自误耳。将来学人，须详熟之。"他叮嘱后世学人用药或需重复用药，在用经方的同时"加意"才能有效。这一点我在临床中深有体会。我评判自己处方的标准只有疗效，后来发现大部分情形下我们必须用到古方总剂量的2倍或更多、用方"加意"2～3个以上才能有效。小方治大病也会常常有惊喜，但疗效有时不太稳定；有时个体疗效稳定了又不具备稳定的可复制性。

其实我也想过把这些方叫"循证方"或"拟循证方"，但可惜它们尚未经过循证检验，也不一定有机会获得循证医学证据并通过RCT试验；也曾经想叫"辨病方"，但它不如"围治"更能概括这些方案的特点。有人提出这些方不同体质、不同地域的人服用后会不会有不同的反应，或者如不对症会不会有不良反应？我设计时努力做到中庸平和，大寒大热、大泄大补的药一律不用，文献报道中具有肝肾毒性的药也尽力避免。不是不敢，附子、石膏我也曾用到100g，巴豆、雄黄、马钱子也曾用在肿瘤临床，大承气荡涤积热，大青龙挥汗如雨，但这些并非可久服之剂，就像长春中医药大学的一位老先生亲口告诉我的，平和守中之方照样可以治病。所以我也曾想把这些方叫"守中调枢方"，但所守之"中"并非单一病机之"中"，乃多病机之"中"。总结这些实战方的特点我觉得"围治"是其最主要的特征，所以姑妄名之。

围治并非肇始于近岁，早在中西医激荡交摩的20世纪，一代一代中医人就在苦苦探索。京城四大名医施今墨就曾用固定组方治疗西医特定疾病，如分析施氏"气管炎丸""高血压速降丸""神经衰弱丸"组方特点也涵盖了该类疾病的主要中医病机，兼顾了疗效和社会经济效益，有些至今仍是药店热销的非处方成药。在2020年抗击新型冠状病毒肺炎的攻坚阶段，广州市第八人民医院开发的固定处方"肺炎1号"里面融合了小柴胡汤、清瘟败毒饮、达原饮、补中益气汤四个方剂，对治疗轻中度新型冠状病毒肺炎患者取得了意想不到的疗效。还有国家中医药管理局下文要求武汉使用的"清肺排毒汤"也包括了麻杏石甘汤、麻黄射干汤、小柴胡汤、五苓散，性味平和，也属于围方，前期统计有效率达到了90％以上。

在抗击新冠肺炎疫情中，中国中医科学院也用到了围治方，黄璐琦院士、仝小林院士在临证基础上，拟定了包括生麻黄、生石膏、杏仁、羌活等20味中药的通治方（即1号方），功效是宣肺透邪、解毒通络、避秽化浊、健脾除湿。仝小林院士在2020年2月5日接受《健康报》采访时说，"一人一汤药，一人一辨证"是中医最理想的用药模式。但新冠肺炎传染性强，武汉疫情又如此严重，发病人数如此之多，抗疫时间如此之长，防护要求如此之高，医护人员已经疲惫不堪，靠中医医生一个一个把脉开方，让每一个病人都吃上个体化中药是不现实的。尽管"通用方"加减这种方式仍然不尽如人意，疗效也会低于一人一方的辨证论治，但特殊时期，先让每一个病人都能吃上中药，只能"特事特办"。由政府来组织、督办，在疫情重灾区大范围发药救治，这在新中国成立以来也是第一次，可以为未来突发重大公共卫生事件的中医药早期介入、全面覆盖积累经验。抓住疾病的本质和"寒湿疫"发展的主体脉络，提早阻断病情的发展，通治方照样可以发挥很好的疗效。事实也正如仝院士所料。我读博士时的老院长张伯礼院士、刘清泉院长也在江夏方舱医院广泛使用中药汤剂以及针灸、五禽戏八段锦等非药物治疗，把中医药写进了抗疫"中国方案"，中医主导治疗的江夏方舱医院取得了很快"清舱"、无一转为重症、复阳率低为零、医务人员零感染、后遗症最小的胜绩（张伯礼院士在2020年9月获得"人民英雄"称号）。

关于围治的概念，文献查阅仅仅有肖瑞崇教授提出过此概念，肖氏治疗主张辨主证，对从证的脏腑、病理产物围而治之。主张多点病机，意在治疗方法多点，选用用药多点，既辨主证，又要顾及兼证。肖氏运用"围治法"治疗慢性咳嗽、甲状腺功能亢进、失眠均取得一定临床疗效。我的导师杨宇飞教授也曾用感冒通治方预防治疗肿瘤患者在流感易发季节和放化疗前的感冒早期症状，取得了极好的疗效。仝小林院士对于围治和精治也曾有过很深刻的论述。精方与围方在组方与剂量上的差别决定了各自所针对的病证及阶段不同，二者各有其长，亦各有其短，不能一味应用精方失于周全，亦不能一味广设攻围，追求四平八稳。精方与围方实际均为疾病完整治疗过程中的阶段性用药策略。

结合前期大量临床实践和中医前辈指导，我们拟给出中医围治法的定义：①中医围治法是对复杂病机疾病采用多病机干预，多层次、多方剂、多靶点的"包围"以祛邪外出、治疗疾病的方法；②中医围治法也可以是综合采用多种手段如中药、针灸、艾灸、推拿、正骨、针刀、心理治疗、食疗、康养等对多病机或者主病机进行"围而治之"的治疗思路。

综上，中医围治可以是采用一种治疗手段对多病机的围治，也可以是采用多种手段对主病机的围治，还可以是采用多种手段对多病机和病理产物的大规模"围歼"。在临床中，围治之法其实广泛被使用，如杨宇飞教授采用包括中草药、五行音乐治疗、食疗、中药足浴在内的中医综合治疗对结直肠癌取得了很好的疗效。再如北京大学第三医院中医科李东主任采取补肾活血法汤剂配合针刺疗法也在治疗生殖相关疾病及辅助生殖技术运用中取得了很好的疗效。这其中也包含着中医围治的思路。

围治的概念若展开而论有五个层次：每个病机用对药、角药，此第一层次之围；多病机用不同方剂或药物集团合围共治，驱邪外出，此第二层次之围；不拘泥于汤丸散膏丹，外治和非药物治疗也作为围治重要的组成部分，此第三层次之围；以后西医和各种民族医学、民间疗法，也可能会纳入围治方案之中，此第四层次之围；最后，天地一大药，人在天地间，四气康养，五方疗愈，大自然无时无刻不在围治，可以站桩、静坐、天人合一，建立中医理想康养村，这是最高层次的围治。就本书而言，围治是立足于西医病种的一个相对固定并可重复的中医解决方案。

提出"围治"概念的意义

围治法不等同于中医治疗中的"抓主证，顾兼证"，因为"抓""顾"都不是它的立意，能治愈才是。如果没有这种力道，可围可不围时个人主张不围。在临床，我经常刻意把药味控制得尽可能少，既是为了节约药材，也是希望探索更精简的方案。目前的围治和围治方一定不完美，中医围治法的下一个努力方向，很可能是找到治疗疾病的最小公倍数验方，简约高效，兼顾疗效与经济效益。

中医围治法不排斥西医治疗手段，西医与中医的区别不在于治疗手段，而在于治疗思路，凡是立意于治疗疾病背后的病机的，都属于中医治疗思路范畴；凡是采取多病机围治图胜的，都属于中医围治范畴。根据目前的发展趋势，也许西医发展的高级阶段会和中医在量子物理学（药物"气"、

"味"、经络的功能）、糖组学调控（中草药中多通路的生物多糖组）、认知科学和神经生物学（中医调神、调精）、天文学（五运六气、体质）等几个方面会师。

我们再次梳理中医围治法的概念主要基于三点原因：①在过去的一段时间里，中医界对大方、大兵团作战有一定的偏见，而用简单的辨证论治思路在个体或具有特定前提的疾病中所取得的疗效，在面临大型临床试验及复杂疾病时又缺乏可复制的经验和易提炼的数据，从而使得中医未能恰如其分地在临床施展出真正的实力。②囿于后世对辨证论治的过分依赖和对中医道统的理解偏差，很多中医同行对开发一些掺杂科学研究来源的组方有天然的排斥，认为其没有经方之源或违背了"祖训"。③近一百年，随着自然环境、社会环境、人类体质、疾病谱系翻天覆地的变化，用古时的简单药方已经不能大规模治疗现代疾病。人的体质变得更复杂，药方还是一千年前的药方，药性却在下降，简单药方是不可能取得好的疗效的。

围治并非放弃辨证论治，反而是大数据的辨证论治的高度凝练，对辨证论治来说是升挡加速。也并不是每一种疾病都可以用一张围方或者一个围治方案进行覆盖，有的病也许永远都找不到固定的围治方案，都需要辨证，这些疾病的中医治疗方案并未收入本书。当然一病一方也许缺少个体针对性，那么未来就在围治的基础上，让精准治疗更上一个台阶。而一些围治方权衡了社会经济效益和安全性，在统计证据至上、慢病高发早发的当今时代则是可行的，也是安全高效的。

对于慢病"守方"，围治可以作为一个不错的选择。对擅长"精治"的中医同仁，围治也是一个很好的补充。古时虽有局方，但未有临床试验的检验，现在采取简单的"拿来主义"用古方硬闯临床试验这一关，只能徒增"中医无用论"的论调。古典方需进行改良方可上临床试验，否则"上错花轿嫁错郎"，徒增烦恼。

围治的初期靶标虽是病机，但对标的是临床试验，探索中医主导干预重大疾病的可能性。中医围治并不排斥现代药理学和分子生物学研究，应将中医药科研成果糅进统筹组方用药或者治疗过程中观察疗效。不仅要中西医结合，而且在中西医诊断学的统筹下，要古典与现代相结合，多种治疗手段相结合，敢于用西医实验室指标和严格的临床试验来检验重大疾病的中医疗效。所以我们再次讨论和辨析"围方""围治"等概念。

围治不简单等同于大方复治，因为围治应有疾病疗效评价标准，否则无围之必要。围治方也不等于复方、大方。"围方"并非属于成无己《伤寒明理论》提出的"七方"（大方、小方、急方、缓方、奇方、偶方、复方）中的"复方""大方"范畴，在归纳上应属于"复方"的子集，但复方不一定有围治的思路。

解析当代中医的知识结构，古人留给我们的中医宝藏依然很多，但也被现代医学的发展稀释了很多。必须承认现代很多中医包括我自己在内的身心敏感性和脉诊能力都比古代中医退化了很多。除了要提升自身中医诊疗水平，还要去主动学习现代医学和生物科学，以求提高确切疗效。围治给现代医学留有融合端口，师技于西医实验室检查和大规模临床试验进行疗效评价，是可能为后世留下"新经方"的一种温和革新。当今医学要以临床试验和统计学为基础，过不了这一关很难获得目前主流医学的认可，也难以深度开展中西医结合。

中医目前的偏颇之一在于过度强调服药，其实外治是一片广阔的蓝海。临床中很多情形是在无可辨证处过度辨证。如果不过分纠缠那点细微差别，大胆启用外治作为主要治疗手段，很多治疗会取得意想不到的效果。

经方与围治方不矛盾，经方本身就是辨病方，围治方也可以是针对疾病的成方；经方可以灵活化裁，围治方的基石是经方，但也可以灵活化裁，临床可以合而用之或者分而用之，或许再过一百年，一些优秀的围治方也会变成"经方"。单一经方在面对现代复杂疾病时具有局限性和较差可重复性已毋庸讨论，否则为何不直接进行 RCT 呢？围治可以更好地开展中西医结合，开发一些临床有效的围治方以及围治法，有助于开展证据级别较高的 RCT 试验。尽快推出一批临床证据有效之围治方，打破机械组合式辨证论治的限制，加强外治的结合探索，推进中医方案闯关 RCT 试验，才能让中医不辜负时代。

综上所论，中医既是经验科学，也是既有理论体系的可创新科学。虽目前我们对中医的认识比较粗浅，但若当代中医各种治疗手段排列得当，策略得当，也有实力和西医治疗放在科学的框架下比较，这就是围治的立意。我们如果有好的东西就不要削足适履，故步自封。逐步发展新的中医理论，用科学语言解释现代疾病，逐步会成为医学的主流。现代化社会背景下古老的中医也一定可以冲破科学实验的藩篱，成为世界医学大家庭的主系列，为人类健康解决一系列问题。

中医围治法与中医综合治疗

中医围治法与中医综合治疗的区别主要在于治疗的立意。我们通过大量临床观察发现，"围"是很多有效的中医综合治疗方案的共有特征，故单独提出"围治"的概念。另外，中医围治的靶点通常是疾病背后的病机，因为人不是药桶，我们打蛇打七寸，围治是为了节约治病成本、兼顾高效和安全、缩短病程，而并非大炮轰蚊子。另外，因现代疾病背后的病机太多，单通路很难扭转战局，立足"围"的思路对治病机以治疗疾病，围而能歼，才能称为围治。提围治不是想标新立异，而是在围治中我们观察到了大量可重复、能独当一面的疗效。中医综合治疗主要立足于疾病，通过多手段治疗获得更好疗效的临床路径、诊疗方案。总体来说，中医围治可能仅仅是一张围治药方，或非中医综合治疗。

中医综合治疗也不一定针对多病机，很多是采用多手段治疗疾病或者西医治疗后引起的不良反应、病理产物、减毒增效。所以中医综合治疗也并不一定有围治的立意。中医围治可能不是一个叠加方案，但应该是经得起临床试验检验的方案，否则无合围之必要；中医围治也可能是一个固定方案，那一定涵盖了一个疾病最主要最常见的病机，并在中西医结合治疗中占主导。中医围治针对多病机进行围而攻之取得疗效，里面也许蕴含着最重要的靶点，只是以我们现有的认知尚未解密。未来围治走向精确治疗是一种必然，但现阶段我们也不必因噎废食，救命要紧。当然中医综合治疗和中医围治两个概念可能有一定重叠性，但总体并不是一个范畴的概念。

中医围治与西医多药物多靶点治疗也不同。中医围治围的是抽象的"病机"范畴，与药物靶点还不处于一个层面，但里面或许蕴含着青蒿素调控二价铁离子介导抗疟性之类的特定靶点特效药。围治更多关注的是疾病背后的"病机""病气""阴阳失衡"等中医宏观层面的组方组治。由于无论中医理论还是"病气""病机"，对于西医都有"抽象""虚无"的感觉，所以疗效评价必须是"实"的，围治立足于临床疗效的客观评价，而非仅仅药物靶点，几个靶点一起打也可能存在上下游调控关系的拮抗，我们组方还是根据围治方案的排邪趋势设计方向。围治往往是从宏观治微观，深刻应用古典中医的系统论、全息论、五行阴阳等理论，其科研既开放于临床试验，也对接于基础科学实验。等围治冲破 RCT 的那一天，会继续根据临床证据进行单分子科学研究，也许大部分谜底会被基础研究解开，那时就是靶点以及靶点之间制衡关系被找到的那一天，也许部分谜底难以解开，临床有效，机理黑箱，会永远围治下去。

中医围治与西医

　　近五十年是很多慢性疾病井喷的时期，也是西方医学逐渐成为全球主流医学的时期。大多数临床指南并未将中医治疗纳入可参考的医学范畴，称之为"补充和替代医学"（Complementary and Alternative Medicine，CAM）。因为西药制药企业通过高通量筛选化合物以及基础实验、临床试验研制出了大量可以改善疾病症状及化验指标的化学药物，通过"剪篱疗伤"式的思维方式"临床治愈"了很多疾病，无论是专业话语权、社会话语权还是民间话语权基本没有给中医留有余地。中医治疗虽在这场对决中败下阵了，但依然有很多中医治疗慢性病如草药治愈晚期癌症、推拿按摩治愈高血压、针刺正骨治愈轻中度腰椎间盘突出的案例，有些我曾亲眼见过，有些属于我的案例，所以我相信中医能够做到，只是缺乏大规模的随机双盲临床对照试验甚至队列试验。

　　中医治疗的优势并非针对其疾病表面的化验指标或者影像，而是平衡和拆解疾病背后的病机，有些时候病机调对了，化验指标改善得也很快。某一特定疾病，虽然有很多中医证型，但究其根本病机还是有一定共性或者聚集性的，至少是按照正态分布的。我们按照正态分布图组方，应也可以冲破 RCT 试验。

　　中医治疗的另一个优势在于它是一个闭环式思维模式的产物，可以叙述疾病形成的前因后果和病机的前世今生。立意高，疗效便更深远，追求不必终身服药的临床结局。而西医更多关注的是其表面，虽然也有逻辑分析、临床思维，但其掌握的真相还是表面级别的，是以单一考核结局为导向，因为理论基础机械，所以可供闭环设计的祛邪思路乏善可陈。就像新型冠状病毒肺炎肆虐武汉时，初期过度强调对抗疗法与后期中西医结合治疗模式相比较高下立判。有时西医感觉特别棘手的疾病，而中医治疗起来却得心应手，关键在于中医能看到疾病背后的枢机，改变细胞小环境和人体中环境，乃至外界大环境，所以有句话叫"上医治国"。

中医之抽象在于其诊断关注的是"气"。在中医基础理论中，气是一个很玄的概念，但又是真实不虚的物质性的，按照这个模块治病会屡屡奏效。高水平的中医考虑"气"的运动、"气"的虚实，所以西医有时感觉中医很玄，是因为中医的"手术刀"游走在精神与物质层面的交界处。我相信随着科学的发展，很多所谓屡屡奏效的中医理论都会有科学的诠释。当然，这些都不是本书需要讨论的重点，我们只讨论中医可能存在的高通量治病和工业化应用前景。

我们也暂时不谈五运六气和星体年运对人体的无所不在的影响，我们只讲同一疾病的共性，解构这个共性，拆解特定疾病的气机根结，以求打蛇七寸的效果。中医不是一个独立的概念，而是一组概念的统称，用五运六气看病也算中医，把脉看舌看病也算中医，经方时方、温病伤寒、火神滋阴、北派南派、学院民间、针推正骨都算中医。在中医从业者眼里的中医和中医爱好者眼里的中医肯定不是一个概念。中医在我眼里是一个巨大的矿脉，里面有很多的矿层，而围治只是我观察到的一个很薄的矿层，但位置却异常重要。这个矿层挖出的试金石可以区别庸医和良医，是中医临床有效的金标准。再造中医临床路径方案谱系，为建立科学中医药康养新硅谷扫清理论障碍，让辨证论治换挡加速，给"中医是否科学"这个争论打上句号。

中西医应该在互相批判中学习成长，客观是一切学者的基本修养，无论中西。西医的急救，西医对特定疾病的高效救治方案，西医的以病为纲、统一标准、统一计量，不是劣势，而是优势。这些都是中医应该适应西医的方面，而非对抗。传统中医和西医应互相补充，逐渐融合，以中医思维认知疾病背后的枢机，治疗有时以西医为主，有时以中医为主，有时共同围治，以获得身心恢复，预防未病，重获健康。

在目前阶段，中医若采用围治，手段依然是丰富的。除了草药，包括正骨、推拿、针刺、艾灸、康养等在内的治疗手段择其几种按照特定矩阵排列，其疗效都是能在化验和检查单上体现出来的，这在应用中医围治的临床活动中也是屡见不鲜的。而通过纯中医治愈的患者往往不是临床治愈，很可能是彻底治愈。围治应是有疗程的，以我目前的观察，围治可能是不需要终身服药的。但围治好后需要按照中医理论摄守心神，具体疗程、如何养生都需要摸索，这又是另外一个课题——围治康养。围治围方目前都是开放的体系，它既是一种治疗的思路，也是一个理论体系。现在肯定它是为了更快地激流抢滩，将来批判它是为了更好地节约药材和人力。

对于有些西医诊断明确的疾病，当代中医治疗效果应该是能够超越古代名医的，因为我们站在西医这个巨人的肩膀上。其实西医发展到今天，它的分科细致和技术高深，在很大程度上已经站在佐证中医的门槛上了。我们学中医固然要体会古人心法，但也不必高推古人圣境，不敢越雷池一步，更不能从情感上和西医为敌——虽然西医目前也存在一些问题。但西医的出现对宏观医学是"开维度"，中医不能闭上新开的维度（尤其是西医诊断学）而凡事依赖古方古法。时代已大不相同，如果一味要求传承，而不去借势，那是缘木求鱼。

在武汉抗疫过程中，中医一开始并未受到重视，但随着国家的支持，中医治疗数据的不断刷新，治愈案例的不断增加，很多西医专家也对中医专家伸出了大拇指。中医不是简单地常吃红豆薏米粥、常服六味地黄丸、拍打足三里、常睡子午觉，将来诸多围治研究（或许不叫围治，其他医者有更好的中医方案）若能成功，很多大病的初期治疗也逐渐会由中医主导，而非拖到手术或者无药可治。因为不仅手术过后留下一道伤痕，很多西药用久了也会留下伤痕，而且这种直线思维下的治疗现在也暴露了弊端，很多疾病到了后期面临无药可治。中医更注重治疗中的辨证思维，更容易形成闭环，能够借中医手段让机体回归生命本来的状态，但需要高水平的中医去统筹各种手段，当然也不排斥科学验证。

中医因其实用性传承了几千年，这是世界任何一门应用学科都不曾有的资源。但是也应看到现在的疾病谱已与过去发生了巨大变化，药材禀气和人的禀赋也远不如古。所以治疗现代疾病一定要突破古代"成方"，领会古人"心法"，守正创新，灵活多变，增加外治和非药物治疗的比重，才能应对当今群体疾病"危象"。当你经常收到颠覆西医教科书的疗效反馈的时候，你上学时形成的固有知识坚冰会逐步打碎，对中医治不了大病的成见也会逐渐消融，你会感觉中医其实一点不比西医差。我们其实一直生活在一个巴别塔里，不仅中西医彼此理解是困难的，中医和中医之间互相理解也是很难的，还好我们还有"围治"这个机会作为兰亭之会，我愿意做好摆盘工作，大家书写华章。

其实中医学精用好了，绝不是在西医主导的医疗环境的夹缝中苦苦支撑，难以为继，而是在现代医院和现代医学的盲区和瓶颈里游刃有余，屡起沉疴。继承岐黄仲景的绝学不是苦守黄纸，门庭冷落，而是要与时俱进，守正创新。结合钱学森先生晚年的提示，新时代的科技革命，中医将是急先锋，但首先需要用可循证的疗效破解一些西医常见病。这个事情没人做，恐怕接下来的事情都不好办。中医和西医，一个相信直觉，一个相信证据，能彼此兼容就好了。本书的一个愿景，就是让中医有证据，让西医有直觉。

中医围治法的优点与缺点

中医围治的优点主要体现在以下几点：

① 中医围治兼顾的病机较多，在诊断明确的前提下，往往会迅速取得意想不到的疗效。

② 中医围治因为其单味药剂量较轻，发力点较分散，阴阳偏性不大，安全系数较高。避免了后世辨证不精造成"桂枝下咽，阳盛则毙；承气入胃，阴盛以亡"的弊端。

③ 患者在临床中不一定按脏腑经络得病，往往是多经络、多脏腑患病，而且各个层面证型具有一定聚集性。中医围治法适合当今慢性病高发、多病机、多脏腑、寒热错杂、阴阳颠倒以及多情志影响等复杂社会条件造成的复杂疾病，对复杂病机具有很好疗效。

④ 精方多采用单刀直入，而围治多采用围而缓攻，轮战削敌，甚或围而不攻，有时各种药味所谓"反激逆从"，就是用性味、功效或作用趋势相反的药物相配伍，从而激发出新的治疗效果。

⑤ 汤药、针、灸、推拿、导引、心理暗示，各有不可及之病机，唯有合

用而"围治"方能互相弥补短板，覆盖彼此盲点，化孤军为犄角或合围之势，如团队协同合作，方取得巨大疗效。

⑥ 中医围治多采用对药、功能组团用药，弥补了因某味药材疗效下降可能造成的组方黑洞，提高了疗效。单用中草药为主的围方围治时，不要恋战。如果辨证准确却疗效一般，赶紧在外治上寻求突破，内外围治。其实外治是一片蓝海，过去或许中医过度纠缠于辨证组方的细微差别而忘记了经络。

其实围治并非是脱离临床的新事物，很多时候围治作为一种现代中医的治疗手段广大中医同仁"日用而不知"，很多临床有效的中成药本身就是"围方"，如果运用两种以上针对不同病机的中成药很可能就属于围治范畴。针、药、康养结合同治某一病机也属于围治。

但应用围治时也具有一些需要注意的地方，思考如下：

① 围治中围方的药力较散，如编排不当容易造成疾病治疗的主攻方向分散，导致疗效减弱。而且用药组团较多，各种治法之间是否存在拮抗也需要进行深入探究。因此，围治并非中医治疗的一线方案，而是二线方案。最理想的中医治病是一人一方、一时一方、一地一方，三因制宜，但一定要具有准确辨证的能力。对于有些传变迅速的疾病，可以在第一选择中以精治为主，力求辨证准确。但对单经方明确无效的慢性病且有循证依据，围治可以作为二线方案守方。

② 围治对辨证和诊断的能力要求并非弱化，反而需要更强，如果看不清主要病机、二级病机、三级病机，以及各个病机之间的逻辑关系、前后顺序，并且不熟知药性脏腑归经、升降浮沉，往往会空加药味，收效甚微。所以在初期应该以学习经方为正途，并且要知道大部分围方也来源于经方。

③ 围治容易造成初学中医者辨证不精，下药散漫时也具有一定疗效，会误以为中医本身就应该大方围治。初学中医临床还是应以"精治"为主，"围治"不应奉为入门学习的圭臬。可围可不围的不围，能简围绝不繁围，这是围治的底线和守则。中医人要时刻提醒自己有时开出的不那么严谨的中药针灸组方也有效，不是我们厉害，而是古人几千年选出来的中药和穴位厉害。如果没有古人的文化传承，让我们重新上深山挖药认识中药，中医很可能无法进入医疗系统。

④ 由于精准的围治法疗效迅速、强大且具有颠覆性，往往会出现很明显的"排邪反应"，此时就需要在治疗时更好地做好医患沟通。并且围治可能需要动用较多的医疗资源，需要不同专业专长的中医师之间以及医患之间更好的配合，也需要中医师对处理排邪反应更广博的知识储备，避免排邪反应出现时手忙脚乱，才能取得更好疗效。

⑤ 围治可能会因药物性味混杂而导致气机逆乱，急病变慢病。虽然这种情况确属少见，但也需注意。这就需要在设计处方时注意其不同"功能团"的主客关系、主攻方向、排邪路径、协同作战。在治疗复杂疾病时，应把精治作为主要手段，围治作为辅助，分阶段进行。

⑥ 围治未从个人体质、生辰天文、社会属性、五运六气、四季地域等角度考虑进行组方，所以只是中医大家庭中的一个小分支，即便将来获得临床试验的成功也不能代表中医这个主体，高水平的中医要把以上五点都考虑进治疗。

⑦ 围治也并非灵丹妙药，若环境继续破坏，生活不加调摄，饮食无度，嗜欲深重，性情乖戾，再精巧的围治与这些摄生不利因素相比也属弱力。

因围治以上七点弊端，在临床中采取围治法时更需注意抓主证、主病机，并且注意阶段精治与围治互补，了然万象，法无定法。

围治不是能看到的病机都堵上，能想到的药都用上，比如治疗癌症需兼顾气虚、血瘀、毒邪，你不能活血太过，容易耗气，也不能过于补益，否则容易虚不受补，补气、活血、解毒的比例大概在3：2：5效果才会更好（依个人情况略有不同），邪气才会排出来，正气才会被"解冻"。在治疗思路上是如营造园林一样错落有致，如山水画般疏密有间，如战争策略中的围而不攻或阶段猛攻、阶段缓攻以期顽敌自溃，又或以车轮战以削弱病邪之势，或者围魏救赵，还要特别注意设计给邪以特定出路。

总之，高水平的围治对中医水平的要求比较高，首先需要辨证准确，分清病机主次先后，然后还需要根据治疗策略采取一定的阶段围治、阶段精治，并非初诊就暴雨倾盆，大水漫灌，而是多采用投石问路，十面埋伏，围而不攻，抽丝剥茧，坚壁清野。这些难以具体描述之处都需要有中医较高的哲学修养和艺术修养，既需要给患者疾病的现状"画地图"，也需要给疾病形成过程"放电影"。这样才能采集尽可能多的信息，抓住疾病最顽固的根系，侦测敌军地形，运筹手下的药物和外治手段。有时单选是简单的，多选反而是困难的，中医围治的难点不在于"得"，而在于"舍"——既能看得全，又舍得放。能围说明你看得全，敢舍说明你看得透。

另外补充一点，围治方的目标是西医特定疾病，因为疾病是有偏性的，所以某个特定围治方也有偏性和方向。疾病是复杂的，也可能多病集于一人，靠一个大围治方治疗全身多系统疾病是不合理的。比如一个人既有糖尿病又有高血压，那么糖尿病和高血压的围治方合用就不如先围治一个主要矛盾疾病，再围治其他次要矛盾的疾病，根据指标的变化去改变治疗权重，也可以兼顾，但主攻方向不能丢。

围治法的中医临床应用

围治与调形、调气、调神、调真

凡治慢性疾病，调养心神、常养真气的大方向是对的，围治也不例外。心神难调，真阳难守。扶阳没错，关键是怎么能扶真阳而不上火、不壅滞，这就需要一定的艺术，总结为三句话：腾笼换鸟，频繁换挡；刀尖上跳舞，极精极微，找各治疗单元的黄金分割点；用空间换时间，积小平衡成大平衡，以期其心神自宁，疾病自愈。

心神本不属于围治重点关注的层面，因为这是中医比较高级的阶段，围治是中医治疗疾病的中初级阶段，但良好的心神状态对任何阶段的生命体都有很好的统摄作用，所以围治的很多治疗单元是处在调神与调形之间的调气阶段，比如调肝气以疏解焦虑状态，调肾气以改善失精状态，调心气以改善其失神状态。围治是更偏重于调形与调气的，但绝不能忘记调神，所以有些疾病需要加一些调神的手段，如调神之于抑郁症和失眠症是非常重要的。我们的真气和元气是人体真正的大药。很多人心念转变了，也许不吃药甚至用很少的治疗手段病就好了。

条条大路通罗马。我所理解的中医，就是在真气修复之前的权宜之计，只有真气才是能祛除疾病的大药，其他药物只不过是引子。理论上真气可以调节一切疾病，或者中医不过是借"假"修真，所谓"假"是药物之四气五味，以合人体之升降浮沉。所以有很多扶阳学者专调"元气"或"真气"，也报告有很好的效果。如果医药治疗之后不恢复真气，也很难获得真正的健康。

现代社会诱惑太多，真气很容易失去平衡，这是人性好淫逸恶平淡决定的，所以围治愈后调摄方面，一定要给患者相关医嘱。健康不是个零和游戏，是一个动态平衡，广义的健康与中医认为的健康（即"阴平阳秘"）之间有很多交集，如果中医调理的过程中病人自己不注意摄护，"以酒为浆，以妄为常"，或者饮食劳倦无度，或者周遭生活环境糟糕难以解决，或者属于中医"六不治"，围治方案再精巧与这些不利因素相比终归也属弱力，只能望洋兴叹。所以想拥有真正的健康，一定要好好顾护心神。

衰老和死亡，中西医目前皆无办法。我们能通过中医调理在活着的时候不为疾病困扰，能够在早期截住病势，不过早被用药叠加的副作用所困扰，家中儿童少跑医院，中年时生龙活虎，老了也没有一身病气缠身，走的时候安详利落，不带痛苦，没有扭曲，这也是未来中医普惠世间的一个和谐图景。

围治与辨证论治

围治，不是太多的药物罗列，而是某一个疾病的最小公倍数。围治也是有法度的，法在于数个小方围病机，度在于一般不能超过 20 味药，对于病机复杂的疾病也一般不超过 30 味，药味和方法能简不繁。要对病机讲得明，对围效有预期。也不能围得水泄不通，要给邪以出路。围治的目的是把病气排出体外，而非把疾病煮夹生。

辨证应该以辨病为基础，低水平的辨证方不如精准的辨病方，在精准的辨病方基础上再辨证就是更高水平的个体化中医治疗。但在临床现实中，我们往往不能求全，否则易落入门派之争，其治疗手段更是参差不齐，无法衡量。就像武汉抗疫中医治疗中，一人一方固然很好，但在那种重症患者激增挤兑医疗有限资源的情形下，我们无法让高水平的医者同时去给患者号脉，所以只能现用普济方去救助，总病机"寒湿疫"抓住了效果依然不差。遇到疑难杂症再进一步辨证，也不至于吃了通治方就是不尊重中医。

作为中医科班出身，我临床是从学习《中医内科学》入门中医的，这本书很好，有一个让大家迅速入门中医的作用。《中医内科学》课本里的很多辨证方编写不谓不严谨、精确，但疗效未能验证。其原因在于不确定病机（无循证依据）对不确定疗效（无循证依据）。它对初学中医很有帮助，但在临床实践时需要进行更进一步思考与取舍。另外要避免机械唯物主义，方是古人方，药是古人药吗？针是古人针，人是过去人吗？刻舟求剑的错误在于没有坐标，中医是伟大的，但中医目前的困难也是深重的，问题之一在于忽略了对医者感知力和思辨力的培养。中医的功夫在中医之外，世事洞明皆中医，人情练达亦中医。

另外现在很多内科学通治方里只有佐使，无君臣。即便有所谓"君药"也大多是伪君，缺少该疾病的靶药靶方，有配伍，无方向。这种通治方只关注升降浮沉、阴阳寒热，未能看到疾病病理产物的祛除方向。因为课本里的很多方未经疗效评价，故中医学生考试通过后走向临床也是茫然，甚至不如西医的学生至少知道甲巯咪唑可以降低 T3、T4，铁剂可以提高血红蛋白，特定靶向药可以抑制某种肿瘤。我们的通治方都是空洞前提对标虚无结局，这也是中医教材需要提升的一个方向。

当今辨证论治反映了中医学诊治疾病的特色，但其弊端在于只考虑证候，不考虑疾病的全过程和全貌，以及疾病背后的枢机，这样就很难形成榫卯结合。应该以辨病、辨证作为一体两翼，并非仅仅是对疾病进行辨证论治，而是找到解决该病的精准"打靶方"。在打靶方的基础上再辨证，疗效就会提高一个台阶，为精准治疗提供依据。到那时中医内科学的副本可以按照西医内科学体例编写，或者全体医学生会学一套中西医结合内科学，那样才是中西医结合的初步成熟阶段。

到那时辨证的方法也会更加多元化，除了六经辨证、脏腑辨证、阴阳辨证、气血津液辨证、八纲辨证，辨证论治同时还会增加基于西医病理机制的辨证如化痰消栓、改善微循环、增加供氧、降解毒性蛋白、增加细胞骨架、增加膜蛋白转运效率、调节神经免疫和体液免疫、改善肠道菌群的论治等。那时的辨证论治才真正是把一个疾病看得更加清晰了。所以我认为辨证论治走向高级，还要有个在"围场"浴火重生、基于疗效进行临床试验和基础再科研的过程。

围治与精治

仝小林院士曾提出精方与围方的概念。仝氏认为，围方中对于君臣佐使的界定，往往不是按照单味药划分，而是按药物组别划分，功能相似的一组药物相当于一个功能团，如行气功能团、活血化瘀功能团等，从而发挥君臣佐使的作用。围方犹如大兵团作战，广设目标，多面围攻，力求"关门捉寇"，一举歼灭敌人，唐代以后处方及现代时方，以围方居多。围方药味多，单味药剂量轻，而精方则具有药少而精、药专力宏之特点。并且仝小林院士认为急病、单病、短时调理用精方，单病、合病调理养生用围方。

对此概念，需要补充的一点是：精方与围方的区别主要还是在于选择主攻还是围攻。我们认为围方的"围"在于对病机的"包围"，并非一定要用大方。如前期笔者利用自拟"霰粒宁汤"治疗小儿霰粒肿的验方也并非重剂繁方，但其运用了破血、解毒、清肝、活血之法，就是针对小儿霰粒肿常见多病机的围治，这就是围方。另外，此类围方的作用并非仅仅是治疗缓病与调理，仲景的鳖甲煎丸就是采用围方"急治"疟母。我们运用自拟"清安汤"治疗会诊所见不明原因持续发热的探索，就运用了六经辨证、八纲辨证、脏腑辨证、气血津液辨证等多层次病机，针对此类疾病阴虚热伏、少阳不和、脾虚湿蕴等主要病机运用五个经方（青蒿鳖甲汤，三仁汤，小柴胡汤，二至丸，四君子汤）进行围治，在治疗急诊重症方面也取得了很好疗效，很多重症患者在 1～3 天内退热。

另外，围治与精治也并非对立，我认为完美的治疗可以阶段性精治，阶段性围治，精治为主，围治为辅。精治攻其主干，围治涣其根基；精治开疆，围治守土。从概念上说，围方属于围治范畴，如前所述，围治的另一个概念在于综合各种中医治疗手段如针刺、艾灸、推拿、康养等非药物治疗对疾病背后的主病机进行围而治之。

在临床中我们发现，汤药作为中医的治疗手段之一也具有一定的局限性。如《灵枢·官能》曰："针所不为，灸之所宜。"又如《医学入门》强调："凡病药之不及，针之不到，必须灸之。"在我们对中医认识尚属粗浅的今天，偏废任何一种治疗手段都会让中医的疗效缺乏穿透力和颠覆性。哪怕是最好的中医师、针灸医师、推拿医师乃至非药物治疗师，单兵作战都可能遇到其不能透达的病机。即便一种手段，在治疗前期具有很好疗效，也会随着治疗的深入显露单一治疗手段的边际效应。这时多种治疗手段的围治法就体现出了疗效的增强和持久力，以产生改变战局的颠覆力。

中医围治是针对重大疾病或者慢性病、疑难杂症的有效手段。重大疾病、慢性病、疑难病的病史长，治疗的手段如果单薄，或者只看到病理产物，看不到疾病形成背后的土壤以及体质形成病理的枢机，想要将多年形成的病灶逆转回去是很困难的，只能相应增加治疗的"面积"，才能对冲疾病的"长度"。中医治病在哲学层面可以总结为："以空间换时间""以有形化无形""积小胜为大胜"，此三点我们认为是中医治疗慢性疾病之道。希望几剂汤药或者一种中医手段轻施巧力治愈肿瘤、糖尿病、高血压病的想法是不切合实际的，仅仅满足于缓解症状或者配合西医减毒增效，或者以小妙招改善疼痛也不是中医治疗追求的高层次目标。

体质与围治

其实围治方很多治疗的立意都是在调体质，只不过围治调的是疾病相关的偏颇体质。因为在未明确疾病的靶点的情况下，可以通过调整患者体质改变疾病的结局。

围治从疾病的角度对人群的体质分布进行梳理，画出疾病的"体质地图"，给出治疗的最优方案和最小公倍数。一种疾病可能不仅仅是一种偏颇体质，很可能是兼夹体质，以一个主要偏颇体质为主，所以组方的立意离不开体质学说。包括围治的疗效，除了疾病的西医指标，偏颇体质的改善与否未来也可以作为一个很重要的判断依据。

辨证、辨体、辨病三辨模式中，围治是辨病论治、辨体立意、辨证寻法。比如在各论的"白苦冬汤"中，我们不敢保证此方治疗能够使肿瘤缩小或者消失。但我们临床观察到多数人通过白苦冬汤改善了肿瘤相关偏颇体质，如乳腺癌患者之气郁体质、肠癌患者之湿热体质、肺癌患者之气虚体质。同时实验室检查也发现了肿瘤标记物迅速降低以及影像学瘤体的稳定或略有缩小，临床观察到患者带瘤长生存等。这需要有辨体论治的思路，把治疗当成一个长期改善体质"土壤"的大健康系统工程。给患者正确的健康宣教，就不再会有中医治疗方向不明的顾虑和逡巡。

虽然体质不容易改变，但也是可以改变的，需要一定的治疗周期，但可以用西医标准评价疗效，这就是立意于调体的围治的优势。总之，围治可以作为一个调体的方向，对标西医，统一中医之"象"以改变西医之"像"。当"象"与"像"建立统一体的时候，也许就是习近平总书记所提倡的"用现代科学解读中医药学原理"。个体的体质学说，疾病的体质学说，可以进入现代生命科学各层面的"组学"领域进行深入研究。

从中医"三辨"模式看，辨证论治的研究已有很多；辨体论治在王琦院士的引领下开启了中医学的新篇章；辨病治疗，围治可以依托于辨证和辨体的方向，大胆尝试"疾病体质"的中医干预。

"围诊"，更全面的诊断

诊断是治疗的基础，围治和围治方的基础也是精确诊断，因为看到的病机多，自然思路也更全面，治疗也相对更复杂，可能疗效也会更好，排邪反应也就频繁发生了。所以通过围治不仅可以提出很多新的诊断手段，而且还发现了很多人体排邪的途径。

虽然围治给了中医治疗特定疾病一份答案，但肯定不完美，不能故步自封。一定要继续加强诊断能力，形成"围诊"，才能更好地批判和升华围治疗效。

在传统望闻问切的基础上，我们不仅要不断扩充四诊的内涵，还要运用更全面的诊断手段，比如有些中医通过望刮痧、拍痧之后的痧印，拔罐之后的罐印，艾灸后的灸印判断疾病的轻重。笔者博士期间在肿瘤病房值班查房时发现很多晚期肿瘤患者手掌出现瘀斑，不仅这种色素沉着程度可能与疾病轻重相关，而且它在手掌出现的位置很可能与肿瘤分布的位置相关。

比如望诊需要有全息的理念。面部就是一个小人体，眼、耳、口、鼻、舌都有对应之五脏信息；前胸和腹部也是一个小人体；单独腹部也是一个小人体；足底也是一个小人体。人体脏腑的健康状态都集中体现在脊柱的华佗夹脊穴上。

闻诊也有很多新的诊断要点，比如痰湿体质的儿童呼吸有种腥臭味；男女失精之人周身散发某种甜腻腥臭之味；肠化生和萎缩性胃炎的患者往往深呼吸有种酸腐味道。再比如用同样的艾条施灸，灸烟如果刺鼻呛人说明气血瘀滞状态要更甚，反之说明身体比较通透。

　　问诊也有一些传统问诊之外的补充，比如复诊时问服药后的排邪反应、针刺艾灸后经络的循行感。智能手机普及后很多患者发微信远程问诊，也能带来很多问诊之外的信息。比如，有些人不管你在忙什么，一大通照片、语音发过来，这种人多有肝郁或肝阳上亢；又如有些人对医师的信息不理不睬，逡巡无应，要考虑心脾气寒或者失神。

　　脉诊从最初的三部九候全身诊脉，发展到仲景时期三部脉诊又到唐宋以后的诊脉独取寸口，虽然发展出了体系完备的脉学，也流失了很多珍贵的诊断信息。有志于更高诊治水平的中医不仅应该对古脉法进行深入挖掘，更要对现代脉学的新特点进行总结。我在临床带教北京大学医学部本科生时发现现在的学生不管男女，弦细之脉比例增多，并多伴有左寸弱，提示"心胆气虚"证候在年轻大学生群体里的聚集。经过问诊，很多都与子时不眠、熬夜过多、智能手机使用无度有关，属于时代造就的特殊的脉象聚集现象。

　　除了望闻问切，我们还可以增加一些触诊、食气诊、体感诊。比如腹诊、按压手掌、足底、拊摸后背脊柱两侧华佗夹脊穴、耳郭结节等。人体是一个全息的整体，任何一个部分都包含整体的信息，但各个部位反应的侧重点不一样。再比如有些病人切脉时需注意，湿热体质多指下黏腻粗滑，寒湿体质多指下细腻冷黏。有时切脉感觉蚀骨的寒气从手指进入手臂，这往往提示患者预后不良。

　　由于近岁农业化肥使用过度，很多食品空有其形而无其性。当我们突然吃到纯天然农法种植的食品时，与平日所食之气的巨大的落差会让机体启动排邪反应或者经络循行气感。厚朴中医的创始人徐文兵先生在培养中医学生对"气"的敏感性的时候就采用了传统中医里没有的茶课。比如喝茶后打嗝、发汗、脊柱发热、穴位跳动感等，都是提示了排邪反应的发生，也提示了病灶之所在。徐文兵先生还把站桩作为厚朴中医的必修课，静定功夫是一个很好地了解自己身体的手段。人体在静定的状态下，很多平时不易觉察的疾病都逐步显露出来了，这也是一种非常重要的诊断手法。

围治中常见的排邪反应

因围治有时会很快改变疾病格局，所以会不可避免地出现一些瞑眩反应，这里称为排邪反应。

中医治病的特点是根据四诊结果，辨证分析，利用中医的理论体系，乃至在高级阶段利用自身多年形成的中医治疗技艺及辨证思维，去治疗疾病背后的病机而非仅仅对症治疗。中医"上工治未病"具有两层意思：第一是治疗未发之病，未病预防；第二是治疗未形成病理产物之病机。中医治疗过程中有时会伴随着各种意想不到的"副反应"，而这种"副反应"又不同于西医治疗的药物不良反应。中医治疗的"副反应"往往有以下两个特点：①同一种药物或者治法，不同的病人可能会出现不同的"副反应"，例如，采用少腹逐瘀汤组方治疗痛经，有些患者出现月经量增多，有些出现月经错后或者提前；②不同的疾病，不同的治法，病人会出现相同的"副反应"，例如慢性疲劳综合征患者或恶性肿瘤患者在有效的中医治疗后可能都会出现嗜睡、疲乏等。对于以上情况，姑且命名之"排邪反应"。总结这一理论，厘清这一新概念，找到应对的策略，对中医临床实践的顺利进行尤为重要。

"排邪"本身就是中医治法中的重要组成部分，如"汗、吐、下、利"四法、"因势利导""给邪气以出路"等治法均可归纳为"排邪"之法。历代医家对此已有深刻论述，如《素问·阴阳应象大论》中"其高者，因而越之，其下者，引而竭之"；《金匮要略·腹满寒疝宿食病脉证治》中"宿食在上脘，当吐之，宜瓜蒂散"；以及周学海《读医随笔·卷四·证治类载》中"凡治病，总宜使邪有出路。宜下出者，不泄之不得下也；宜外出者，不散之不得外也。近时于温热证，喜寒清而畏寒泄；于寒湿证，喜温补而畏温通。"近年也有学者提出月经排邪治疗妇科杂病的理论，以及给邪以出路治疗慢性乙肝的思路，并且均进行了临床实践和观察。

此处所论述之中医治疗的"排邪反应"与传统治法的"给邪气以出路"不同，传统治法中汗、吐、下、利治疗后的反应是可以预测的，如汗法治疗后的排邪反应就是发汗，吐法治疗后的排邪反应就是呕吐。此外，也与《伤寒论》中的"排邪反应"不同，《伤寒论》中记载的排邪反应往往可以预测且局限于鼻衄、汗出、黑便、呕脓等，有学者将这些定义为"瞑眩反应"，但往往会让患者或者西医同仁误解为中医治疗常伴随的不适症状仅仅局限于"眩晕"，让人困惑拗口，似以"排邪反应"进行解释更适于中西医交流。且随着当今社会生活的变化，大众的体质发生了很多变化，中医又发展出很多新的治疗手段，临床中新发现的"排邪反应"也层出不穷，有必要对此进行一次集中的梳理和整理。笔者试将"排邪反应"定义为：有效的中医治疗中伴随着精准的疗效时，患者可能出现的一些不可预测的机体不适反应。这种反应非常多样化，往往为一过性，随着脏腑气血阴阳的调整完毕而消失。

临床中还要区分中医治疗的"排邪反应"和病理性副反应。中医治疗中的"排邪反应"往往因人而异，存在不可预测性，而且不止在汗、吐、下、利等攻法治疗后出现，平和之剂治疗后也可以出现，这种反应还多掺杂心理生理双重反应，除眩晕、呕吐、下利、出血等之外，大量临床实践发现更常见的排邪反应还有乏力、嗜睡、异常梦境、情志波动、发斑疹、穴位或肢体排邪感、增重或减重、月经经血排毒、月经推迟或提前、频繁排气等，这些反应多为一过性，或者为治疗后的短期表现，随着排邪反应结束，机体将会重新回到气血充足、阴阳平衡的"冲和"状态。但是治疗期间，患者可能因为这些排邪反应而中止治疗或者责问医师，成为中医治疗不能坚持的重要因素。而一旦顺利度过"排邪反应"时期，往往又会随着脏腑阴阳的深度调整完毕，疗效集中显著出现。而中医治疗中的病理性反应往往能从治疗方案中导出，如辨证失误造成虚寒体质患者服用了太过寒凉的药物而出现腹泻、畏寒、眩晕，就可以推测不属于"排邪反应"，因为治疗是失当的，此反应过后人体也无法回到阴阳平衡状态，还需要纠正阳虚才能消除此病理性反应。

为更好地解释这一概念，现就常见的"排邪反应"结合个人案例或者古今医案进行分别论述。

1. 眩晕

"瞑眩"一词最早来源于《尚书·说命篇》："药不瞑眩，厥疾弗瘳。"孟子释曰："若药之攻人，人服之不以瞑眩惯乱，则其疾以不愈也。"意思是说一个病重的人，如果在服药之后没有出现不舒服的现象，那就不能彻底治愈这个病。《伤寒论》传播到日本后，吉益为则的《药征》中也有关于药后瞑眩的记载："桂枝附子去桂加术汤条曰：一服觉身痹；半日许再服，三服都尽，其人如冒状，勿怪；即是术附并走皮中逐水气，未得除故耳。""乌头桂枝汤条曰：初服二合，不知，即服三合，又不知，复加至五合。其知者，如醉状。得吐者，为中病也。此二者，言附子逐水瞑眩之状也。"眩晕在中西医临床中均是一个独立的疾病，如何鉴别病理性眩晕和"排邪反应"引起的眩晕？通常这种"排邪反应"引起的眩晕为一过性，多在服用活血化瘀、温阳利水之剂后，邪气已散、真气未生时出现。如出现此类反应可静养休息以待气复，或者小剂量服用地黄丸可愈。

2. 嗜睡或乏力

此类反应在中医临床中最为常见，古今医案有大量记载，认为患者服药或者针灸后更加乏力，甚至晨起困难，往往是机体调整、病邪排出的过程。深度睡眠的获得是机体免疫力调整的第一步，用中医排邪理论进行解释，患者往往能坚持治疗，取得很好的疗效。嗜睡和乏力是中医治疗很多现代常见病如慢性疲劳综合征、焦虑抑郁状态、心脑血管疾病、恶性肿瘤时最常见的排邪反应。究其原因，现代疾病很多是因为长期缺乏深度有效的睡眠和休息，长期"壮火食气"造成的，治疗得当，将患者亢奋状态下的"壮火"或者"邪火"熄灭，患者自然能睡好，而伴随的就是身体被调整回原本状态的极度亏空感，这需要一个过程慢慢去恢复。因这种睡眠深度有效，患者醒后会有很强烈的健康愉悦感，不难与"副反应"引起的嗜睡、昏睡鉴别。

3. 呕吐

呕吐在儿科治疗中很常见，尤其是上呼吸道感染的患者，很多幼儿不会自主排痰，需要呕吐来进行排邪。笔者临床曾诊疗过一例上呼吸道感染伴发热的患儿。该患儿3.5岁，2017年9月19日就诊，咳嗽5天，发热4天，饮食差，大便燥结。夜间最高体温达39.5℃，血常规未查，自行服用布洛芬混悬液4~5mL可退热，但1~2小时后恢复高热。就诊时咳嗽频繁，体温38.5℃，呼吸45次/分。听诊双肺无干湿性啰音。舌红，苔腻，面色及口唇红，指纹色紫推之滞涩，鼻根部静脉色青黑。西医诊断为上呼吸道感染。中医诊断为：咳嗽，风热客肺，脾虚痰滞。予银翘散合四君子汤加减：柴胡3g，黄芩 3g，薄荷 2g，淡豆豉 2g，金银花 5g，连翘 5g，桔梗 2g，生白术 10g，茯苓 10g，炙甘草 3g，莱菔子 2g，三剂，日三服，嘱浓煎，每次 50ml。首次服药 1h 后，患儿突然呕吐，呕吐物中有痰涎样黏液。吐后，患儿睡前再服一次，夜间仅低热 37℃，随后两日按时服药，发热未现，未再呕吐，上呼吸道感染症状亦逐渐好转，饮食好转，大便通畅。此案可见并非涌吐法才一定呕吐，对于脏气清灵、随拨随应的小儿在治疗上呼吸道感染过程中，哪怕方中有健脾化痰降气的四君子汤、莱菔子亦出现呕吐现象，但此"排邪反应"特点是呕吐物中夹杂大量痰涎等病理产物，呕吐后伴随呼吸道症状好转和体温下降，予以家长医理解释。进食清淡细软之食，可配合揉腹，点按合谷、内关、足三里，以加速病愈。

4. 下利

邪气存于下焦，中医一般采用下法。通常不仅仅是凉下、温下之药可以泻下，下焦痰、瘀、湿、毒引起的肿瘤、妇科经带疾病、下消化道疾患、男科前列腺疾患，治疗得当，时机成熟时机体免疫系统会自我调整，也通过下利排邪，不拘泥于方剂学的功效描述。

如《伤寒论》第 278 条："伤寒，脉浮而缓，手足自温者，系在太阴。太阴当发身黄，若小便自利者，不能发黄。至七八日，虽暴烦下利，日十余行，必自止，以脾家实，腐秽当去故也。"试以一病案进行说明：某女性患者，58岁，2012 年 5 月 29 日因乙状结肠占位肝转移入住肿瘤科病房。自述畏寒肢冷，体力极差，进食困难，面色黧黑，舌胖苔腻，脉滑尺弱，血常规示严重贫血。大便 5 日未行。双下肢浮肿。舌暗苔少，脉沉弱无胃气。中医诊断：内科癌病，痰瘀互结，脾肾阳虚。予真武汤原方三剂，三日后泻下黑色黏液样便后身轻，诸症好转。后经真武汤继续治疗配合住院综合治疗，患者贫血得到纠正，体力亦有较好改善。"脾家实，腐秽当去"，本病的治疗就是遵循仲景之法治疗而取得了较好疗效。中医的邪气往往是疾病形成的原因，本病病机应属邪气形成痰湿聚在下焦，日久痰瘀互结成癌，故在治疗病机时出现排邪反应，晚期肠癌引起的恶病质亦得纠正。

5. 出斑疹

疾病由里出表的过程中有时可能会选择从皮肤排邪。出现皮肤斑疹或者溃破，如果采用压制、封闭的治疗策略，往往会使得邪气内闭而病势纠缠难愈。试以一案例进行说明：某男童，9 岁，2012 年 4 月 19 日初诊，自幼患严重湿疹。大量使用激素类药物多年，近年因病势控制不佳开始使用免疫抑制剂。湿疹遍布全身，四肢、后背均有大量结痂。舌红，苔少，脉沉涩，中医诊断为：脾虚湿蕴，气滞毒凝。予祝氏过敏煎合五味消毒饮治疗一周后，大腿内侧、上臂结痂处破溃流脓，瘙痒疼痛难忍。给家长予以解释，并减轻药量，后边治边停，采用四君子汤与上方交替使用的策略，一月后已停用免疫抑制剂和激素。《金匮要略》云："问曰：脉脱入即死，入腑即愈，何谓也？师曰：非为一病，百病皆然。譬如浸淫疮，从口起流向四肢者可治；从四肢流来入口者不可治。病在外者可治，入里者即死。"中医治疗的顺逆，往往看邪气是脏传腑还是腑传脏，抑或是里传外还是外传里。有多年病史的顽固性皮肤病可以如同做皮试一样小量服起。最初可以三日一剂，后逐渐加量。如果出现严重反应可以换成四君子汤加生薏苡仁调理脾胃，待胃气起复再图进攻。另有排邪时出现的斑疹，亦可以仲景之法观察顺逆。

6. 穴位或肢体排邪感

穴位和肢体末端往往是邪气的出路，经过中医治疗后患者往往会在特定穴位或者后背督脉有震动感、过电感，甚至能感到"邪气"由此排出。《金匮要略》中主治风湿的白术附子汤用法中曾载此反应："一服觉身痹，半日许再服，三服都尽，其人如冒状，勿怪，即是术、附并走皮中，逐水气，未得除故耳。"现代疾病如类风湿关节炎、强直性脊柱炎，多予以活血疏风散寒强肾之法，如患者自述服药或温灸后四肢末端感觉有凉气冒出，如感冒状，过后身体僵硬、畏寒等风湿症状会好转。遇到患者中医治疗后肢体冒凉气，可以用药渣泡脚，以助排寒湿之气。遇到穴位跳动感可以给予针刺或者局部放血、艾灸、拔罐辅助排邪。此类反应亦可以仲景之法观察顺逆，鉴别排邪反应和副反应。

7. 出血

不仅真气有"气随血脱"，往往邪气、病气也随血、呕吐物、汗液而排解。《伤寒论》第 47 条："太阳病，脉浮紧，发热，身无汗，自衄者，愈。"

指出疾病可能随着鼻衄而痊愈。如何判断其是否是自愈反应，《伤寒论》第58条提供了临症准绳："凡病，若发汗、若吐、若下、若亡血、亡津液，阴阳自和者，必自愈。"中医治疗后的反应有很多，只要守住"阴阳自和"的原则，就会有"必自愈"的疗效。试以一案例论述：某女童，4岁，诊断为左眼睑霰粒肿，肿物大小约为 $3mm \times 4mm$，已遮住半上眼睑，儿科建议手术。患儿母亲怕全麻手术伤害中枢神经求中医治疗，患者舌红脉数，易怒，口中有异味，嗜好肉食，易发湿疹。中医诊断：肝经风毒。予自拟霰粒宁汤中药三剂后，患儿肿物增大、变红，患儿母亲给笔者发微信照片，颇有愠色，质问是否继续服药。观察照片后发现其肿物有成熟破溃之势，而且小儿饮食、精神状态都比以前好转，应属于"阴阳自和"范畴，考虑属于排邪反应。嘱其服尽七剂，肿物破溃流血，后一周霰粒肿萎缩平复如初。在一些病患的责问下，医者经常处于两难境地，守住"阴阳自和"的准绳，按照中医理论、中医规律去解决问题，至于中间出现的"排邪"反应，只要治疗符合病机，都应该在和患者解释沟通后以坚持为主。

8. 月经排毒

女性月经病多因邪留胞宫所致，中医治疗后邪气多随月经排出。《妇人大全良方》曾载一运用《普济本事方》之桃仁煎医案："有一贵官妻，患小便不通，脐腹胀不可忍。众医皆作淋治，如八正散之类。数种皆治不通，痛愈甚。余诊之曰：此血瘕也，非瞑眩药不可去。余用此药，更初服至日午，疼痛不可忍，遂卧少顷，下血块如拳者数枚，小便如黑豆汁一二升，痛止得愈。此药治病的切，然猛烈太峻，气虚血弱者更宜斟酌与之。"若予中医治疗两周后月经期排出大量暗黑色血块，往往治疗 1～2 个月，黑色血块逐渐减少，自此痛经好转，腰身温暖，可以初步判断为"排邪反应"。此时需做好沟通，如果患者有乏力症状，可以在月经期停药，给予食疗如阿胶固元膏温补。对于月经推迟，可以从腰身温暖、痛经好转、精神状态及睡眠好转等方面判断到底是治疗中的"排邪反应"还是治疗的不良反应。

9. 情志波动，异常梦境

情志不遂引起的肝气郁结、心肾不交往往是现代疾病共有的特点，由于生活节奏快，个人空间小，生活压力增大，很多患者都有很严重的精神负担。试以一案例论述：某女，45岁，以便秘、面部痤疮就诊，问诊得知其夫为某大型公司总裁，家资殷实，但丈夫性格独断，回家较少，夫妻交流障碍，患者委屈感较重。西医曾诊断为睡眠障碍，焦虑抑郁状态。患者腹冷胁痛，大便3～5日一行，乏力，心情压抑，对丈夫多有怨言，舌边红苔灰腻，脉弦尺弱。予柴胡疏肝散合桂枝茯苓丸治疗一周后，二诊患者述服药第六天，突然自己忍不住大哭一场，服药期间多梦，梦中多为过去的紧张时刻如考试、上班堵车等，但睡眠质量较前大有好转。三诊患者述心情轻松，诸症亦开始好转。很多疾病的初始阶段因情志而生，有时中医治疗就是疏解情绪的重要手段。给情绪以出口也是一种"排邪"。这种情志"排邪"反应与精神类药物的不良反应不同，一是多为一过性，过后多有精神轻松感；二是治疗期间虽然多梦但睡眠质量较前大有改观。从这两点不难鉴别。

总结现代疾病有以下特点：①复杂多变，多涉及或多个脏腑多个系统，往往是多因素致病，情志因素影响大；②有非时之邪，如夏日空调之寒邪、冬日暖气之热邪；③对手机、电脑、网络游戏等过度依赖，导致身心阴阳失调；④寒热虚实阴阳错杂，兼证多；⑤正气更虚，邪气多存在于多经、多脏腑，阳虚证多，上热下寒者多；⑥西医治疗干预后使得患者病情更加复杂。由于以上六点原因，患者在中医围治中往往会出现中医典籍及医案未曾记载的"排邪反应"，导致患者和医者的龃龉，把好疗效前的不适或者机体反应当成了失败的治疗。笔者在门诊及古代医案回顾中发现大量的此类"排邪反应"，遂将其作为一个概念进行梳理，并给予古今医案或案例解析，对中西医互相理解以及医患互相理解具有一定临床借鉴意义。

对于此类"排邪反应"产生的机理，笔者认为可能有以下五点：①免疫调整过程中身体的"阵痛期"；②病是邪的映射，背后的能量是邪的能量，围治则邪除，邪出机体会有反应；③药物的有效剂量与中毒剂量往往接近，治大病、急症尤其如此，重剂过后机体往往会出现轻度中毒反应，但肝肾功能无异常；④中西医在理论基础上有很大不同，西医针对的是疾病引起的病理结果，中医针对的是疾病背后的人体气血阴阳全景图，正足则病除。中医是用药物、针灸、心理暗示来激发人体自身免疫系统进行治疗，启动的特征往往是"排邪反应"，排邪的路径因人而异、因时而异、因药而异；⑤针药进体后本身就是异物，当特定穴位和经络启动排异反应时同时也启动了免疫反应，也就是排邪反应。

中医治疗中的"排邪反应"还有很多，如频繁排气、病灶部位的疼痛感、尿色味异常、排血痰、特定穴位的酸胀感等。我们需要继续总结古人、前人的经验，更需要总结现代临床中遇到的新问题，才能更好地区分中医治疗的病理性副反应和"排邪反应"。中医治疗的特点就是调整气化运动，以无形化有形，以有形排无形，归根结底要排邪才能病愈。当然，这种"排邪反应"需要在病机诊断明确、治疗嵌合病机时才会出现，也多在围治后出现，低水平、不精准的治疗是很难出现"排邪反应"的。"排邪反应"是需要与西医的不良反应甄别的新概念，提出这个概念可以更好地用中医理论解释中西医结合治疗疾病尤其是急症、重症时的伴随反应。但是也不能固守成见，如果中医治疗中的排邪反应长期不能解除，也就成了不良反应，此时就需要调整思路，结合临床检查和本文所述的鉴别方法进行甄别。

中医治病不仅要治对病机，也要善于应对"排邪反应"产生的次级病机，与病人沟通谈话时脑中需要有"排邪反应"的概念，与西医同仁案例讨论时也要有此概念，才能更好地提高中西医结合工作，提高中医疗效。

中医围治与中医康养

一个好的围治，可能不是仅仅靠医院可以完成的，有时还需要很多非医疗的康养项目进行摄护。其实很多现代人都消费康养项目，比如很多人会定期做足部按摩、艾灸、芳香推背等。但目前康养项目还处于比较模糊的医养交叉地带，既缺乏统一的理论基础，又没有成熟的行业规范。故在医疗领域普遍不受待见，自身又容易夜郎自大，形成医养对立。在行业内又"大师"频出，导致各种骗术、话术横行，更有甚者挂羊头卖狗肉，真正有水平的康养师有被劣币驱逐的风险，极大地透支了康养行业的公信力。

随着全球气候变化、环境的污染、社会压力增大，精神疾患越来越多，民众对中医有很大的需求，我国有丰富的中医康养资源，有深厚的中医理论，还有很多养生特色名胜可以作为康养基地。大力发展中医康养对于我国现阶段吸引全球资本具有很好的作用，对于启动内循环、解决就业也有很积极意义。如果有围治的概念作为补充，其实康养可以纳入大中医之范畴，作为医疗的重要补充，成为护佑民众健康的重要基石。

1. 大病康养与围治

在我的职业生涯中见到三十多岁患脑梗死、心肌梗死、癌症的人越来越多。这么年轻就得过去认为老年人才会得的病，与时代变化、社会压力有莫大关系。未来，国民健康水平的严重下滑可能成为我们将要面对的最严峻问题。老年性疾病年轻化，对社会结构的摧毁作用巨大。人不仅需要靠医药支持健康，也需要大自然的各种真气补充自身能量，这就是康养的妙用。

据我观察，很多疾病仅仅环境疗养就能达到药物达不到的病机。比如很多高血压病、糖尿病、脑血管病的病人从大都市到海边或者森林小住一段时间后，血压也正常了，糖化血红蛋白也理想了，脑卒中后遗症也恢复了一些。如果能再配合一些外治手段围治，疗效恐怕是颠覆性的。大病尤其癌症病人，如能带着"白苦冬汤"中药到很好的康养基地，呼吸负氧离子，喝山泉水，吃无公害食品，规律运动，完全替换过去的生活环境，定期站桩，做瑜伽，并且在康养基地做推拿、艾灸、芳香治疗、茶疗、音疗，怡情养心，如此"围治"，其转移复发率肯定远远低于在大城市的患者，其生活质量也是那些奔波在各大医院的患者所不能比的。

另外从围治的角度看，医疗与康养不能偏废一端。以我门诊大量接诊所见，门诊能见到的长寿的人都是认真吃药的人，别管中药还是西药。"是药三分毒"这话不假，但只要用得狠、准、稳，以毒攻毒也是不易之理，所以对于有病吃药不用过分担心，药物作为治疗主导，如果能配合定期按摩、艾灸、环境疗养当然是更好的。康养手段现在还未成为医生处方上的选项，目前连建议都不是，所以本书专门作为一节讨论，希望能够给围治带来新的维度。生活在都市的人应该有个固定的地方可以让自己的心回归原点，让自己的精神和身体得到全面的康养，其重要性不亚于定期看医生。

另外，老年人的围治尤其重要。考虑到老年人很多有慢性病，对于高端养老，若没有中医乃至中药结合外治、围治等概念统筹的康养作为补充是很难控制和改善慢性病的。因为老人的很多疾病，西医基本是维持治疗，抗衰老、慢病防变的更好治疗更多地存在于中医理论，围治也是应对老龄化社会高端养老需求的一种老年医学中医板块的理论补充。

2. 治未病康养与围治

围治的最主要目的在于治未病。已病固然需要治疗，但其实已经晚了，不要把疾病拖到大病，早期用一两种康养手段配合短时间汤药"围"一下，也许就能恢复健康。治未病是围治的强项，因为有很多的诊断手段可以发现疾病的端倪，也有很多外治手段可供选用，比如推拿、足疗、艾灸、站桩，当然一定不要忘了吃点汤药，有条件的话，到环境好的空间进行疗养，吸收天地正气，祛除自身邪气。

治未病康养可专门应对现代常见疾病，如慢性疲劳、焦虑、睡眠障碍、抑郁状态、高血压、糖尿病等。比如说失眠病机，心肾不交还是表层的原因，更深层的原因还是"堵"，不放松、心里堵、脑子堵、脊柱堵、腿脚堵、脾胃堵、家庭堵、工作堵等。最好的对应就是转换空间，频服汤药，多做推拿、艾灸，清扫家院，断舍离，度假康养休息。我认为对于 50 岁以下的中青年，安眠药在中医围治范畴下应该放二线，并不能长期依赖。

现代人的精神力量极强，明明很累了还能够调动全身阳气去做一件事情，背后透支的就是心肾之气，肾气耗光了就消耗骨髓，也就是髓劳。很多人平时亢奋得不得了，但几剂中药服下去就一睡不醒，或者各种疲态尽现，这就是过去的健康账欠太多了。据观察，最舍得在健康上投资的是老人，因为老人感觉留太多钱也没有用，将来到了那一天什么也带不走，只能用在健康上，这是他们的当务之急。对健康最吝啬的是年轻人，他们觉得那一天离自己还很远，从而更愿意把钱用在吃喝玩乐上，金钱和欲望对他们来说比健康重要。其实当大病来临才发现健康是最大的奢侈品。大家最爱的自己其实是不存在一个固定实体，而是各种欲望的碎片组合。很多年轻人的身体其实已经出了很大的问题，不过到发现时已经为时已晚，早觉醒的人，已经舍得在治未病上给自己投资。

3. 中医康养游与围治

康养游本身就属于围治"五方治病"的一部分。比如很多东北的老人到海南度假一段时间，哮喘和关节炎就好转了；很多脾胃不好的人到了中原地区小住，吃点铁棍山药、河南烩面就变得脾强胃壮，就属于五方治病的思路。其实都市生活的现代人的度假旅游应该放弃游览的目的，重点和当地特殊的"场能"进行交换，将游览之节奏放慢，结合一定外治和传统中医、道家、佛家功法。就像有一次我追寻南怀瑾先生足迹到了都江堰的灵岩寺，其寺后有一个地方气场极佳，宁谧神秘，站桩时让人久久不愿离去。那里有一个牌子写着"采气场"，据说很多人在这里站桩治疗癌症，获得了奇效。中国这种气场极佳的地方很多，这些都是开展围治范畴下中医康养的重要平台。

古代的士人因为普遍懂医理，也都很会养生，除了曲水流觞兰亭雅集，郊区踏青春风得意马蹄疾，他们还会把山林搬到自己家里。苏州园林就是个例子。很多园林虽然不大，一进去就仿佛转换空间，红尘不到，让人心情愉悦，疲劳紧张顿消。我们今天有了高铁、航空，这些便利的交通工具都为"五方疗疾"提供了基础。了解了围治，医疗和康养就不应该再互相绊脚，也许就是以后认同围治的新中医面对焦虑失眠患者开出的药方就不仅仅是中西药，还有"××康养营"几日休整。

有些朋友到山里的康养基地，听听松涛水声就会感觉疲态尽显，哈欠连连，可见其健康的欠账有多大。其实人应该经常回归自然，现在城市植被太少了，形不成氤氲水气，雾霾也很重，关键是大城市的几千万人的焦虑心理形成一种集体意识，让人回到城市不自觉就跟着紧张，有时不短期离开是很难纠正的。大城市的问题在于排放能力很强，解毒能力很弱，无风就很容易雾霾锁城，定期去给肺脏做个疗养是这个时代的刚需。另外，负氧离子对舒缓精神、预防肺癌也有很好的作用，清新的空气对生命有不可思议的滋养作用，很多病人反映自己在空气质量好的风景区夜里都睡得很好，干净的空气是有治愈身心功能的，其力量有时汤药也难及。同样，干净的水、食物，还有海风、潮汐、松林、山吟都是有治愈功能的，也是人间大药。康养游是围治未病的重要单元，甚至有些方面不次于针药。以后可以成为城市人群高品质生活方式的标配。

总之，用围治统摄的康养有如下特点：首先，它要具有医学的基因，一切为了临床疗效服务，不断积累数据、总结经验，手段能省则省，以出疗效为期。要合理规划围治方案，科学统筹围治手段，形成经典路线和疗效评价，同时要做好各种排邪反应的应对预案。其次，它要关注从业人员的福祉，应该注意中医职业从业人员防护宣教，加强制定避免病气、预防感染的办法，提高行业待遇，合理安排休息。比如艾灸的艾烟长期闻对人体是有很大伤害的，所以在艾灸治疗场所要注意排风排烟设施的建设，让艾灸师、推拿师能够长久从事职业，不是年轻时谋生，年老留一身病痛离开这个行业。最后，要建立康养师的职业培训体系，大力鼓励职业教育，提高职业地位，鼓励康养师一专多能，为健康产业源源不断输入新鲜力量。

各论：
常见疾病围治方

癌症：
白苦冬汤和白苦冬围治方

组成

白苦冬汤

白花蛇舌草 15～30g   苦参 15～30g   冬凌草 15～30g

白苦冬围治方

白花蛇舌草 15～30g   苦参 15～30g   冬凌草 15～30g   生白术 15g
生薏苡仁 30g   法半夏 9g   茯苓 15g   生黄芪 15g
菟丝子 15g   三七粉 3g(冲服)   柴胡 10g   黄芩 10g
当归 15g   生山药 15g   乌梅 20g   干姜 10g
党参 15g

功效

  白苦冬汤为白苦冬围治方的核心角药，故单独列出。白苦冬围治方为治疗癌症、癌前病变、癌症放化疗不良反应之二线中医治疗方案（一线方案皆为辨证论治精治方案，下皆同），广谱抗癌基础方。本方适用于：①癌症，包括早期癌症预防控制、晚期癌症的姑息治疗、肿瘤术后抗肿瘤复发、放化疗期间辅助；②癌前病变如萎缩性胃炎及肠化生， HPV 感染；③肿瘤标志物升高，包括CEA、糖类抗原 199、糖类抗原 724、糖类抗原 153、糖类抗原 242、 AFP等升高；④癌症放化疗靶向治疗后；⑤癌性疼痛；⑥术前清除癌毒，减少术后复发；⑦不明原因肝区疼痛。

用法

浸泡半小时以上，水煎 40min，两煎合并。中午、晚上各服 200～300ml（体重 50kg 以内每次服 200ml，体重 50kg 以上可酌加至 300ml，余皆同）。

方解

白苦冬围治方的组方以白花蛇舌草、苦参、冬凌草为"核弹头"，其中前两者均为跟诊杨宇飞教授时统计的常用药，冬凌草为先慈治疗癌症和白血病常用药，此方主要目的是消癌毒。具体的作用机制有待进一步研究。

杨宇飞教授认为癌症的主要病机还在于"虚""瘀""毒"三邪合而为毒，总结杨教授的处方规律与自身临床实践，结合民间老师的提示，提出如下假说：肿瘤之毒邪主要侵蚀胆、脾二经，细胞增殖调控、细胞时间节律应属于胆经范畴；免疫紊乱，乃至被癌细胞"策反"，应属脾经范畴。所以本方使用调控胆经之要方小柴胡汤和调节脾经之要方四君子汤，在临床取得了很好的疗效。虽然肿瘤的发生与十二经络均有关系，且个体又存在体质差异，但癌症都有共性，我们抓总纲用小柴胡汤、四君子汤作为围治之两翼，也作为本方之使药。另因为癌症的主要力量是膨胀，乌梅的作用主要是收涩，故与其"肿"相对冲。白花蛇舌草、苦参、冬凌草作为围治癌毒之先锋。黄芪补气扶正，三七粉活血散瘀，与其"留"相对冲。干姜佐制白苦冬之寒性。略加菟丝子调补肝肾，补精填髓，对冲健脾土对水脏肾的制约。

系列方

1. 白苦冬化疗方（化疗期间服用）

白花蛇舌草 10g	苦参 10g	冬凌草 10g	生白术 15g
生薏苡仁 30g	法半夏 9g	茯苓 15g	生黄芪 30g
菟丝子 30g	三七粉 3g（冲服）	柴胡 10g	黄芩 10g
当归 15g	生山药 30g	乌梅 20g	干姜 10g
焦三仙各 10g	杜仲 10g	熟地黄 20g	党参 15g
枸杞子 10g			

2. 白苦冬放疗方（放疗期间服用）

白花蛇舌草 10g	苦参 10g	冬凌草 10g	生白术 15g
生薏苡仁 30g	法半夏 9g	茯苓 15g	生黄芪 30g
菟丝子 30g	三七粉 3g（冲服）	柴胡 10g	黄芩 10g
当归 15g	生山药 20g	乌梅 20g	干姜 10g
党参 15g	芦根 20g	生地黄 20g	石斛 20g
青蒿 20g			

3. 白苦冬晚期姑息方

白花蛇舌草 20g	苦参 20g	冬凌草 20g	生白术 15g
生薏苡仁 30g	法半夏 9g	茯苓 15g	生黄芪 30g
菟丝子 15g	三七粉 3g（冲服）	柴胡 10g	黄芩 10g
当归 15g	生山药 15g	乌梅 20g	干姜 10g
党参 20g	焦三仙各 10g	陈皮 10g	肉苁蓉 10g

4. 白苦冬术后方（术后 3 天后开始服用，1 个月后换方）

肉苁蓉 10g	生黄芪 15g	制山茱萸 15g	菟丝子 15g
枸杞子 15g	黄柏 10g	生山药 20g	熟地黄 10g
覆盆子 10g	女贞子 10g	墨旱莲 10g	生白术 20g

茯苓 15g	四仙各 10g	白豆蔻 10g	香附 10g
白花蛇舌草 10g	冬凌草 10g	苦参 10g	党参 10g

5. 乳腺癌内分泌治疗方（杨宇飞教授三交舒肝补肾方加减）

女贞子 10g	墨旱莲 10g	肉桂 6g	黄连 3g
白花蛇舌草 15g	苦参 15g	冬凌草 15g	生白术 15g
生薏苡仁 30g	法半夏 9g	茯苓 15g	生黄芪 15g
菟丝子 15g	三七粉 3g（冲服）	柴胡 10g	黄芩 10g
当归 15g	生山药 15g	乌梅 20g	干姜 10g
党参 15g	生地黄 20g	炒青皮 10g	

6. 白苦冬术前清癌毒方

白花蛇舌草 25g	苦参 25g	冬凌草 25g	生白术 15g
生薏苡仁 30g	法半夏 9g	茯苓 15g	生黄芪 15g
菟丝子 15g	三七粉 6g（冲服）	柴胡 10g	黄芩 10g
当归 15g	生山药 15g	乌梅 20g	干姜 10g
党参 10g	肉苁蓉 10g		

7. 全身各部位初发及术后或者晚期辅助靶向、对症治疗的癌症均可在白苦冬汤基础上（初发癌症白苦冬三药体强者可各用 30g，术后和姑息治疗体弱者可酌情用 15～25g，进展期可暂用至 30g，控制后可用 15g 维持治疗）加四味药小方作为引经药。本书未列之器官的癌症，可根据中药学该系统引经药择其三四味作为使药。

（1）鼻咽癌围治方——加藿香、白芷、苍耳子、苍术

白花蛇舌草 15g	苦参 15g	冬凌草 15g	生白术 15g
生薏苡仁 30g	法半夏 9g	茯苓 15g	生黄芪 15g
菟丝子 15g	三七粉 3g（冲服）	柴胡 10g	黄芩 10g
当归 15g	生山药 15g	乌梅 20g	干姜 10g
党参 15g	藿香 10g	白芷 10g	苍耳子 3g
苍术 10g			

（2）脑瘤围治方——加天麻、钩藤、蔓荆子、川芎

白花蛇舌草 15g	苦参 15g	冬凌草 15g	生白术 15g
生薏苡仁 30g	法半夏 9g	茯苓 15g	生黄芪 15g
菟丝子 15g	三七粉 3g（冲服）	柴胡 10g	黄芩 10g
当归 15g	生山药 15g	乌梅 20g	干姜 10g
党参 15g	天麻 10g	钩藤 10g	蔓荆子 10g
川芎 15g			

（3）口腔癌围治方——加甘松、天花粉、升麻、淡竹叶

白花蛇舌草 15g	苦参 15g	冬凌草 15g	生白术 15g
生薏苡仁 30g	法半夏 9g	茯苓 15g	生黄芪 15g
菟丝子 15g	三七粉 3g（冲服）	柴胡 10g	黄芩 10g
当归 15g	生山药 15g	乌梅 20g	干姜 10g
党参 15g	甘松 5g	天花粉 5g	升麻 5g
淡竹叶 5g			

（4）舌癌围治方——加金银花、天冬、玄参、白芷

白花蛇舌草 15g	苦参 15g	冬凌草 15g	生白术 15g
生薏苡仁 30g	法半夏 9g	茯苓 15g	生黄芪 15g
菟丝子 15g	三七粉 3g（冲服）	柴胡 10g	黄芩 10g
当归 15g	生山药 15g	乌梅 20g	干姜 10g
党参 15g	金银花 5g	天冬 5g	玄参 10g
白芷 5g			

（5）食道癌围治方——加厚朴、射干、紫苏子、桔梗

白花蛇舌草 15g	苦参 15g	冬凌草 15g	生白术 15g
生薏苡仁 30g	法半夏 9g	茯苓 15g	生黄芪 15g
菟丝子 15g	三七粉 3g（冲服）	柴胡 10g	黄芩 10g
当归 15g	生山药 15g	乌梅 20g	干姜 10g
党参 15g	厚朴 10g	射干 5g	紫苏子 10g
桔梗 5g			

（6）甲状腺癌围治方——加海藻、昆布、夏枯草、生牡蛎

白花蛇舌草 15g	苦参 15g	冬凌草 15g	生白术 15g
生薏苡仁 30g	法半夏 9g	茯苓 15g	生黄芪 15g
菟丝子 15g	三七粉 3g（冲服）	柴胡 10g	黄芩 10g
当归 15g	生山药 15g	乌梅 20g	干姜 10g
党参 15g	海藻 3g	昆布 3g	夏枯草 15g
生牡蛎 20g（先煎）			

（7）喉癌围治方——加桔梗、射干、金银花、薄荷

白花蛇舌草 15g	苦参 15g	冬凌草 15g	生白术 15g
生薏苡仁 30g	法半夏 9g	茯苓 15g	生黄芪 15g
菟丝子 15g	三七粉 3g（冲服）	柴胡 10g	黄芩 10g
当归 15g	生山药 15g	乌梅 20g	干姜 10g
党参 15g	桔梗 10g	射干 10g	金银花 6g
薄荷 5g			

（8）乳腺癌围治方——加路路通、生麦芽、炒王不留行、瓜蒌

白花蛇舌草 15g	苦参 15g	冬凌草 15g	生白术 15g
生薏苡仁 30g	法半夏 9g	茯苓 15g	生黄芪 15g
菟丝子 15g	三七粉 3g（冲服）	柴胡 10g	黄芩 10g
当归 15g	生山药 15g	乌梅 20g	干姜 10g
党参 15g	路路通 10g	生麦芽 10g	炒王不留行 10g
瓜蒌 10g			

（9）肺癌围治方——加鱼腥草、炒杏仁、橘红、芦根

白花蛇舌草 15g	苦参 15g	冬凌草 15g	生白术 15g
生薏苡仁 30g	法半夏 9g	茯苓 15g	生黄芪 15g
菟丝子 15g	三七粉 3g（冲服）	柴胡 10g	黄芩 10g
当归 15g	生山药 15g	乌梅 20g	干姜 10g
党参 15g	鱼腥草 10g	炒杏仁 10g	橘红 10g
芦根 15g			

（10）胰腺癌围治方——加白豆蔻、山茱萸、枳壳、山药

白花蛇舌草 15g	苦参 15g	冬凌草 15g	生白术 15g
生薏苡仁 30g	法半夏 9g	茯苓 15g	生黄芪 15g
菟丝子 15g	三七粉 3g（冲服）	柴胡 10g	黄芩 10g
当归 15g	生山药 15g	乌梅 20g	干姜 10g
党参 15g	白豆蔻 6g	山茱萸 10g	枳壳 10g
山药 10g			

（11）胃癌围治方——加枳壳、砂仁、厚朴、香橼

白花蛇舌草 15g	苦参 15g	冬凌草 15g	生白术 15g
生薏苡仁 30g	法半夏 9g	茯苓 15g	生黄芪 15g
菟丝子 15g	三七粉 3g（冲服）	柴胡 10g	黄芩 10g
当归 15g	生山药 15g	乌梅 20g	干姜 10g
党参 15g	枳壳 10g	砂仁 3g	厚朴 10g
香橼 5g			

（12）肝癌围治方——加川芎、茵陈、炒栀子、延胡索

白花蛇舌草 15g	苦参 15g	冬凌草 15g	生白术 15g
生薏苡仁 30g	法半夏 9g	茯苓 15g	生黄芪 15g
菟丝子 15g	三七粉 3g（冲服）	柴胡 10g	黄芩 10g
当归 15g	生山药 15g	乌梅 20g	干姜 10g
党参 15g	川芎 10g	茵陈 10g	炒栀子 6g
延胡索 10g			

（13）胆囊癌围治方——加椿根皮、海金沙、炒栀子、金钱草

白花蛇舌草 15g	苦参 15g	冬凌草 15g	生白术 15g
生薏苡仁 30g	法半夏 9g	茯苓 15g	生黄芪 15g
菟丝子 15g	三七粉 3g（冲服）	柴胡 10g	黄芩 10g
当归 15g	生山药 15g	乌梅 20g	干姜 10g
党参 15g	椿根皮 5g	海金沙 5g	炒栀子 5g
金钱草 5g			

（14）结肠癌围治方——加大血藤、败酱草、煅赤石脂、白头翁

白花蛇舌草 15g	苦参 15g	冬凌草 15g	生白术 15g
生薏苡仁 30g	法半夏 9g	茯苓 15g	生黄芪 15g
菟丝子 15g	三七粉 3g（冲服）	柴胡 10g	黄芩 10g
当归 15g	生山药 15g	乌梅 20g	干姜 10g
党参 15g	大血藤 10g	败酱草 5g	煅赤石脂 5g
白头翁 5g			

（15）直肠癌围治方——加槐角、地榆炭、秦皮、野菊花

白花蛇舌草 15g	苦参 15g	冬凌草 15g	生白术 15g
生薏苡仁 30g	法半夏 9g	茯苓 15g	生黄芪 15g
菟丝子 15g	三七粉 3g（冲服）	柴胡 10g	黄芩 10g
当归 15g	生山药 15g	乌梅 20g	干姜 10g
党参 15g	槐角 5g	地榆炭 5g	秦皮 5g
野菊花 5g			

（16）宫颈癌围治方——加鸡血藤、艾叶炭、白英、土茯苓

白花蛇舌草 15g	苦参 15g	冬凌草 15g	生白术 15g
生薏苡仁 30g	法半夏 9g	茯苓 15g	生黄芪 15g
菟丝子 15g	三七粉 3g（冲服）	柴胡 10g	黄芩 10g
当归 15g	生山药 15g	乌梅 20g	干姜 10g
党参 15g	鸡血藤 10g	艾叶炭 3g	白英 5g
土茯苓 5g			

（17）卵巢癌围治方——加香附、益母草、乌药、小茴香

白花蛇舌草 15g	苦参 15g	冬凌草 15g	生白术 15g
生薏苡仁 30g	法半夏 9g	茯苓 15g	生黄芪 15g
菟丝子 15g	三七粉 3g（冲服）	柴胡 10g	黄芩 10g
当归 15g	生山药 15g	乌梅 20g	干姜 10g
党参 15g	香附 5g	益母草 5g	乌药 5g
小茴香 5g			

（18）前列腺癌围治方——加红花、通草、皂角刺、车前草（半白莪汤为一线方案，白苦冬汤为二线方案）

半枝莲 15 克	白花蛇舌草 15g	莪术 15g	生白术 15g
生薏苡仁 30g	法半夏 9g	茯苓 15g	生黄芪 15g
菟丝子 15g	三七粉 3g（冲服）	柴胡 10g	黄芩 10g
当归 15g	生山药 15g	乌梅 20g	干姜 10g
党参 15g	红花 10g	通草 5g	皂角刺 10g
车前草 10g			

附：半白莪汤见 52 页"肿瘤标志物升高二线方"

（19）阴茎癌围治方——加土茯苓、黄柏、连翘、淫羊藿

白花蛇舌草 15g	苦参 15g	冬凌草 15g	生白术 15g
生薏苡仁 30g	法半夏 9g	茯苓 15g	生黄芪 15g
菟丝子 15g	三七粉 3g（冲服）	柴胡 10g	黄芩 10g
当归 15g	生山药 15g	乌梅 20g	干姜 10g
党参 15g	土茯苓 5g	黄柏 5g	连翘 5g
淫羊藿 5g			

（20）睾丸癌围治方——加炒橘核、荔枝核、乌药、车前子

白花蛇舌草 15g	苦参 15g	冬凌草 15g	生白术 15g
生薏苡仁 30g	法半夏 9g	茯苓 15g	生黄芪 15g
菟丝子 15g	三七粉 3g（冲服）	柴胡 10g	黄芩 10g
当归 15g	生山药 15g	乌梅 20g	干姜 10g
党参 15g	炒橘核 10g	荔枝核 10g	乌药 10g
车前子 10g			

（21）肾癌围治方——加枸杞子、盐杜仲、补骨脂、肉桂

白花蛇舌草 15g	苦参 15g	冬凌草 15g	生白术 15g
生薏苡仁 30g	法半夏 9g	茯苓 15g	生黄芪 15g
菟丝子 15g	三七粉 3g（冲服）	柴胡 10g	黄芩 10g
当归 15g	生山药 15g	乌梅 20g	干姜 10g

党参 15g   枸杞子 5g   盐杜仲 5g   补骨脂 6g

肉桂 6g

（22）膀胱癌围治方——加桑螵蛸、萹蓄、瞿麦、乌药

白花蛇舌草 15g   苦参 15g   冬凌草 15g   生白术 15g

生薏苡仁 30g   法半夏 9g   茯苓 15g   生黄芪 15g

菟丝子 15g   三七粉 3g（冲服） 柴胡 10g   黄芩 10g

当归 15g   生山药 15g   乌梅 20g   干姜 10g

党参 15g   桑螵蛸 10g   萹蓄 10g   瞿麦 10g

乌药 10g

（23）骨癌围治方——加桑寄生、骨碎补、续断、熟地黄

白花蛇舌草 15g   苦参 15g   冬凌草 15g   生白术 15g

生薏苡仁 30g   法半夏 9g   茯苓 15g   生黄芪 15g

菟丝子 15g   三七粉 3g（冲服） 柴胡 10g   黄芩 10g

当归 15g   生山药 15g   乌梅 20g   干姜 10g

党参 15g   桑寄生 5g   骨碎补 5g   续断 5g

熟地黄 5g

（24）淋巴瘤围治方——加香附、桂枝、刺五加、炒青皮

白花蛇舌草 15g   苦参 15g   冬凌草 15g   生白术 15g

生薏苡仁 30g   法半夏 9g   茯苓 15g   生黄芪 15g

菟丝子 15g   三七粉 3g（冲服） 柴胡 10g   黄芩 10g

当归 15g   生山药 15g   乌梅 20g   干姜 10g

党参 15g   香附 10g   桂枝 5g   刺五加 10g

炒青皮 10g

（25）皮肤癌围治方——加紫花地丁、白鲜皮、地骨皮、防风

白花蛇舌草 15g   苦参 15g   冬凌草 15g   生白术 15g

生薏苡仁 30g   法半夏 9g   茯苓 15g   生黄芪 15g

菟丝子 15g   三七粉 3g（冲服） 柴胡 10g   黄芩 10g

当归 15g   生山药 15g   乌梅 20g   干姜 10g

| 党参 15g | 紫花地丁 10g | 白鲜皮 10g | 地骨皮 5g |

防风 5g

8. 癌前病变

（1）萎缩性胃炎或肠化生围治方——用浅表性胃炎围治方去蒲公英，合白苦冬汤加减

柴胡 10g	白芍 10g	生白术 15g	茯苓 10g
香橼 10g	佛手 10g	党参 10g	三七粉 3g（冲服）
莱菔子 20g	丹参 10g	延胡索 10g	藿香 10g
白花蛇舌草 20g	苦参 20g	冬凌草 20g	干姜 20g

乌梅 20g

（2）肠息肉围治方——用慢性肠炎腹泻围治方去败酱草，合白苦冬汤加减

补骨脂 6g	吴茱萸 3g	五味子 10g	肉豆蔻 10g
生白术 10g	白扁豆 20g	生山药 20g	白头翁 10g
生牡蛎 20g（先煎）	莲子 20g	桔梗 5g	白花蛇舌草 20g
苦参 20g	冬凌草 20g	三七粉 3g（冲服）	干姜 15g

乌梅 20g

（3）宫颈 HPV 阳性或宫颈病变围治方——用多囊卵巢围治方去蒲公英、莪术，合白苦冬汤加减

菟丝子 15g	淫羊藿 10g	大血藤 20g	肉桂 10g
女贞子 10g	茯苓 15g	生山药 20g	红花 10g
香附 10g	柴胡 10g	炒白术 15g	黑附片 10g（先煎）
生薏苡仁 30g	墨旱莲 12g	制山茱萸 10g	苦参 20g
当归 15g	白芍 15g	熟地黄 20g	冬凌草 20g
白花蛇舌草 20g	三七粉 3g（冲服）	干姜 10g	乌梅 10g

（4）肺小结节围治方——用肺炎围治方去连翘、板蓝根、鱼腥草、蒲公英、金银花，合白苦冬汤加减

| 生山药 10g | 高良姜 10g | 法半夏 9g | 陈皮 15g |

苍术 10g	生白术 10g	茯苓 15g	白花蛇舌草 20g
苦参 20g	藿香 10g	白豆蔻 10g	冬凌草 20g
黄芩 10g	厚朴 10g	乌梅 15g	三七粉 3g（冲服）
生地黄 10g	芦根 20g	生薏苡仁 30g	柴胡 10g
知母 15g	莱菔子 10g	桔梗 10g	

（5）鼻息肉围治方——用慢性鼻炎围治方去鱼腥草，合白苦冬汤加减

冬凌草 20g	藿香 10g	鹅不食草 10g	苦杏仁 10g
苍术 10g	佩兰 10g	辛夷 10g	苍耳子 10g
冬瓜子 20g	桔梗 10g	黄芩 10g	防风 10g
柴胡 6g	桂枝 5g	细辛 3g	芦根 15g
苦参 20g	白花蛇舌草 20g	三七粉 3g（冲服）	干姜 10g
乌梅 10g			

（6）胆囊息肉围治方——用白苦冬汤加茵陈、金钱草、川芎

白花蛇舌草 20g	苦参 20g	冬凌草 20g	生白术 15g
生薏苡仁 30g	法半夏 9g	茯苓 15g	生黄芪 15g
菟丝子 15g	三七粉 3g（冲服）	柴胡 10g	黄芩 10g
当归 15g	生山药 15g	乌梅 20g	干姜 10g
党参 15	茵陈 10g	金钱草 10g	川芎 10g

（7）肿瘤标志物升高一线方——白苦冬汤

白花蛇舌草 20g	苦参 20g	冬凌草 20g	生白术 15g
生薏苡仁 30g	法半夏 9g	茯苓 15g	生黄芪 15g
菟丝子 15g	三七粉 3g（冲服）	柴胡 10g	黄芩 10g
当归 15g	生山药 15g	乌梅 20g	干姜 10g
党参 15g			

（8）肿瘤标志物升高二线方——半白莪汤（仅限白苦冬降肿瘤标志物失败患者的二线治疗方案，可以作为前列腺癌或前列腺来源的转移癌的一线围治方案）

半枝莲 20克	白花蛇舌草 20g	莪术 20g	生白术 15g

生薏苡仁 30g	法半夏 9g	茯苓 15g	生黄芪 15g
菟丝子 15g	三七粉 3g（冲服）	柴胡 10g	黄芩 10g
当归 15g	生山药 15g	乌梅 20g	干姜 10g
党参 15g			

（9）肝区疼痛待查围治方——白苦冬汤加甘松、佛手、延胡索、生栀子

白花蛇舌草 10g	苦参 10g	冬凌草 10g	生白术 15g
生薏苡仁 30g	法半夏 9g	茯苓 15g	生黄芪 15g
菟丝子 15g	三七粉 3g（冲服）	柴胡 10g	黄芩 10g
当归 15g	生山药 15g	乌梅 20g	干姜 10g
党参 15g	甘松 10g	佛手 10g	延胡索 10g
生栀子 5g			

门诊常见患者自述肝区疼痛，但彩超检查无异常或仅仅轻微胆囊炎。往往伴随着巨大的焦虑和反复检查，耗费了大量的金钱和精力也解决不了问题。此类患者用白苦冬汤系列围治方效果很好，很多一周之内症状改善，两周之内疼痛根除。

参考外治

（1）推拿，重点在脊柱两侧寻找堵点、郁结点，予以清理。脊柱两侧以华佗夹脊穴、膀胱经为主，寻找颗粒点。比如肺癌患者推拿肺俞穴，该穴位位于第三胸椎棘突下，后正中线旁开 1.5 寸。

（2）针刺，在一张人体图上标注淤堵点，给疾病画地图，以疏通淤堵之经络，争取"围刺"。

（3）白苦冬足浴汤足浴，配合足疗重点按揉截根穴和足部痛点。

附：白苦冬足浴汤

川乌 15g	草乌 15g	吴茱萸 15g	干姜 15g
苦参 30g	白花蛇舌草 30g	冬凌草 30g	透骨草 30g
鸡血藤 30g			

用法：将中药煎煮 30min 或将袋装颗粒剂溶解于水盆中，水温约 40℃，泡手 10min，泡脚 30min，泡到后背微微发汗即止，泡后擦干可自行按摩，不用冲洗。

主治：放化疗后手脚麻木，手足寒冷，失眠多梦，肢体困重感。还可能提高晚期患者生存期，预防术后肿瘤转移复发，提高患者生存质量评分。

禁忌：孕妇及手足破溃者禁用。

（4）艾灸督脉、华佗夹脊穴。

（5）刮痧，主要刮经络不通之处、阿是穴。

（6）拔罐，主要拔癌症的体表皮部投影区。

（7）拍打癌肿相关经络循行部位，脊柱后正中线与两侧膀胱经之间的瘀堵。

排邪反应

嗜睡，乏力，眩晕。

思考

此方来源于博士在读期间跟诊杨宇飞教授之总结体会，并经动物实验、临床实践的综合验证。纵观当今肿瘤的治疗方剂，多以"扶正＋祛邪"为主，用白花蛇舌草、岗梅根、半枝莲、半边莲、重楼、龙葵、莪术、冬凌草、苦参、红豆杉、蛇莓、黄药子、金荞麦这些临床药理曾经证明有抑癌作用的中药，根据用药习惯和报道的实验结果任选几种进行祛邪，再根据患者四诊的采集结果给予健脾、补肾、活血、疏肝、化痰之法。除了临床经验，大概没有哪一点是非常明确的，是有动物或临床证据的。

解毒药物是有搭配技巧的。如果说肿瘤的中医治疗方是一个球队，那么解毒药物就是主攻手，引经药物就是中场，扶正之方就是后防队员。如果把三个同类型的主攻手罗列一起也容易出现内耗。因为围治本身也可能有拮抗和对冲。

在读博士期间，我曾做过一组探索实验，从白花蛇舌草、苦参、半枝莲、冬凌草、莪术五种平日杨宇飞老师最常用的解毒药物中选取 2～3 种进行排列组合，即：白花蛇舌草＋苦参、白花蛇舌草＋半枝莲、白花蛇舌草＋冬凌草、白花蛇舌草＋莪术、苦参＋半枝莲、苦参＋冬凌草、苦参＋莪术、半枝莲＋冬凌草、半枝莲＋莪术、冬凌草＋莪术。以上十组进行肠癌 CT-26 腋下种植模型小鼠 15 天给药，发现白花蛇舌草＋苦参、白花蛇舌草＋冬凌草、苦参＋冬凌草三组小鼠的生存时间最长，瘤体比其他存活组小鼠的瘤体减小。后又将白花蛇舌草、苦参、冬凌草合用为一组，发现其小鼠生存时间和瘤体大小又明显优于三种药物两两结合使用。故考虑白花蛇舌草、苦参、冬凌草三药在肿瘤解毒药物配伍中可能具有相须作用。这是一个初步证据。后来我又在肠癌 HCT-116 细胞的含药血清 MTT 试验中也发现了同样的趋势。这是第二个证据。其实当时也没意识到这是一个很有意思的课题，因为在势均力敌的肿瘤稳定期治疗中，我们尚且不能忽略药物之间任何一丝的拮抗。如果能找到相须（协同作用）的药对或角药，将是中医肿瘤治疗中的一大进步。

在接下来的北京大学第三医院的临床工作中，因为有基础实验背书，我大胆地在临床使用了这三种药物的配伍，并将杨宇飞教授临床常用的四君子汤和小柴胡汤作使药，结合大量病人反馈，三味药少则 10g，多则 30g，将其命名为"白苦冬汤"。以此方为基础的围方对各种癌症、癌前病变、不明原因肿瘤标志物升高均有巨大疗效。白苦冬三味药的用量一般是 15～30g，抗转移复发用 15～20g，癌症晚期用 30g，癌前病变、肿瘤标记物升高用 15g。初发癌症我一般三味药各用 30～40g。以上均取得了较好疗效。此为第三个证据。

若论治癌，类似解死扣，没有一个癌不是盘根错节，手术切除简单直接，但切断的地方往往还会长出新瘤或者迁移到别处安家。所以手术之后不能干等着复查，白苦冬围治方可以发挥其积极的作用。人体气血最瘀、最堵、最结莫过于癌，这是气血瘀滞的最后阶段。绳结想解开也不容易，所以初时只能让其尽量别再继续缠绕、肿胀，这是控制癌症的第一步，这一步白苦冬汤和白苦冬围治汤一般可以胜任。治癌也最需要找到绳头，要耐心按照生命发展的轨迹去了解疾病发展的原因，并且根据患者反馈的症状画出疾病在身体的形象。有时不画不知道，一画吓一跳，其实我们忽略了很多有效的治疗手段，大部分是外治。根据疾病发展情况去回溯，分清时间和空间重点对治，才能有好疗效。肿瘤患者的枢机在于癌毒失控或情绪郁结遇到正虚之体质，而非其他。所以消癌毒和疏肝胆气，让真气周流顺畅，回归自然节律是最重要的抓主证。

肿瘤发展需要突破两道免疫，一道是细胞免疫，一道是体液免疫。细胞免疫以 NK 细胞、T 细胞免疫和树突状细胞免疫为主；体液免疫以 B 细胞调节为主。细胞免疫又受到神经调节，神经属于中医髓海范畴，与肝肾关系重大，更重要的是肝胆的决断。脾为后天之本，脾主统血，为人体一切正气的基础，而正气主要与细胞免疫、体液免疫的良好状态有关。

癌症只不过是一个表象，背后和其他系统有千丝万缕的联系，所以粗暴对待的方式不可取。因为肿瘤是内外毒素的垃圾桶，如果仅仅把垃圾桶撤了，却没有消除垃圾产生的原因，垃圾可能就全身播散转移了。垃圾有来源，来源需厘清，有情绪、污染、饮食、经络瘀堵等，需要综合治理，这些西医忽略的阵地反而是中医的强项。很多人认为癌症的主证是痰瘀内阻，这种认识还缺乏动态观。痰是高凝状态的体液，瘀血是高凝状态的血液，之所以出现高凝状态，都是因为真气虚，推动气化无力，排毒力已经无法超过产毒的速度。另外有大量毒物排不出去，需要体液包裹，阻碍穴道，所以虚、瘀、毒三者合而为肿瘤发生三要素。

既然提出假说与肿瘤调控最重要的两条经络是胆经和脾经，所以本方用调控胆经之要方小柴胡汤及补益脾经之要方四君子汤。白苦冬围方其实兼顾了时间与空间医学，清胆经以调节细胞周期，重用乌梅之酸收以求缩瘤体。三七之多头形象，取象比类求肿瘤之形，又能活血化瘀。肿瘤治疗之难，在于其肿瘤虽现实可见，但其病位在半表半里。往往西医手术、化疗、放疗只关注了"表"，而其"里"在于免疫编辑、癌性体质、癌毒土壤。换句话说，癌症的本质是先天真阳虚，遭遇脏腑经络之癌毒肆虐，腐蚀策反了胆经之枢机，侵犯了脾虚之后天，进而内陷成失去统摄的气血黑洞外化为无节律的肿瘤。

白苦冬汤治疗的很多晚期癌症病人获得了更长生存。很多术后的病人获得了无瘤长期生存。很多肿瘤标志物升高的患者或癌前病变患者很快消除了化验单上升高的箭头。中医治癌很简单，只有一个真理，那就是找到本病种最合适的那个药方或者方案。癌症非常复杂，期盼轻施巧力、点石成金也许会出现好的个案，但很难复制。既然癌症的病因比基因组调控更复杂细微，逃逸比最精密的免疫组防御更聪明，单一的路径追索已很难奏效。我们可能需要反向从更宏观的思路去统筹治疗立意——癌细胞其实很脆弱，是错误的治疗思路把很多癌症治成了"坏病""坏症"。因为从中医角度来看癌是人体气血紊乱的最后阶段，也是人体自救求救的最后一步退路，治疗需要的是解开气结，降低机体熵值水平。对于癌前病变，中医干预时间一定前移；肿瘤标志物高，服用两周白苦冬围治方汤能够改变实验室指标。已病用西医去争取时间，给中医治疗提供机会，术后马上中医调理，绝不是定期复查等待复发。

肿瘤，也是一种身体免疫紊乱、气血逆乱的产物。风、寒、痰、湿、瘀、燥虽是邪气，但对行将倾覆的人也是撑住帝国最后的梁柱，早期倒还好，中晚期如果不加以中医调理气血，改善内部不协调，直接割除，然后再上放化疗、靶向治疗又缺乏对正气的顾护，也许会引发系统性崩塌，这是肿瘤治疗的难处，也是西医治疗肿瘤时很多失败案例的问题所在。

所以肿瘤治疗，要改变体质，培元固本，最好术前中医清癌毒（脸色乌黑、手掌瘀斑的不是癌毒是什么）。术后尽快扶正，放化疗期间中医保驾护航。无瘤期间也要积极干预，清理散在癌细胞。失去西医治疗机会的也要用白苦冬汤尝试将狂奔的癌细胞熄火，停止复制，以期中西医结合创造奇迹。中西医结合治疗癌症，就像在三百米的航空母舰上迫降飞机一样，必须准备多条极其坚韧的拦阻索进行挽阻，才能把来势凶猛的疾病收拢住。可能仅仅靠喝中药还是不够的，针灸、点穴、艾灸、中医推拿一起上，并且合理地安排中医和西医治疗，最好配合康养，才能把癌魔拦住。

白苦冬汤和白苦冬围治方是中医围治"攻法"的代表方剂，是中西医结合、中医围治整合科研结果的实用阶段，也可以作为无毒化疗的中医方案进行尝试。多病机围治、中西医结合、医养结合、预防性治疗前移才是中国治癌之路，否则病人越来越多，疗效提升有限，破产的家庭可能也会越来越多，医生和患者都会陷入深深的挫败感。

案例

案例1

某男，72岁，胃胀，偶有胃痛，脉弦滑，舌胖有齿痕。2016年5月胃镜显示窦小弯浅层黏膜轻度慢性炎伴肠化，WS-，窦后壁慢性萎缩性胃炎伴中度肠化，灶性神经内分泌细胞增多，WS-。予萎缩性胃炎围治方断续调理两年，2017 年 7 月复查胃镜：体小下轻度萎缩性胃炎伴轻度肠化，WS-；窦小弯轻度慢性炎症，WS-；窦后近移行部轻度慢浅炎。2018 年 5 月胃镜显示：体小弯未见明显病变，窦小弯轻度慢性炎症，个别腺管扩张，WS-；窦大弯轻度性浅表性炎症，WS-；其间守方"萎缩性胃炎肠化生围治方"三年未有大动，治疗期间频繁停药，实际服药时间也就是半年左右。老人的慢性萎缩性胃炎，中度肠化生逆转为轻度浅表性胃炎。教科书上不是说萎缩性胃炎，肠化生是癌前病变，不能逆转吗？其实逆转的案例还是很多的，这就提示我们癌症的中医治疗应该前移。

案例 2

患者女，34 岁，无明显不适，因体检发现 HPV 阳性：HPV-16 阴性，HPV-18 阴性，其他 12 种阳性。舌淡，苔薄腻，脉弦。经过宫颈 HPV 阳性或宫颈病变围治方加减治疗三个月，已全部转阴。后随访均为阴性。HPV 感染虽然可以自愈，但并不是每个患者都可以自愈，通过积极的白苦冬系列方的治疗，很多获得了快速转阴，极大地改善了患者的身体状态。

案例 3

患者男，56 岁，2014 年 5 月体检发现胰腺神经内分泌瘤，2cm×1.9cm，偶有腹痛，肝区痛，以喝酒后为甚。舌红苔腻，脉弦略滑、尺弱。经过三年白苦冬围治方断断续续加减治疗，并嘱其加强推拿后背华佗夹脊穴。复查肿瘤缩小至 1.3cm×1.5cm，增强扫描后强化较前减弱，考虑为神经内分泌瘤较前好转，仍有肿瘤残留。目前仍在断续白苦冬汤调理，每年复查略有缩小，与常人无异，基本实现带瘤长期生存。患者常微信戏言自己比乔布斯幸运，因为乔布斯患同样的病但选择了手术，拥有最先进的医疗手段，却只维持了四年。而他遇到了白苦冬汤，已经临床治愈。

案例 4

患者男，63 岁，2015 年 4 月，因肺癌术后淋巴结转移后来诊。舌体胖，苔腻，脉濡。予肺癌围治方加减治疗，至今转移淋巴结仍稳定。其间有间断性肿瘤标志物升高，但使用白苦冬汤加量治疗后又迅速降低。一直断续调理，生活自理。肿瘤复查已略有缩小。

案例 5

患者男，68 岁，2018 年 9 月因右肾巨大占位来诊，肿瘤大小 10cm × 12cm，舌淡，脉沉。患者手术前希望中医调理。予白苦冬肾癌围治方干预一个月余，肿瘤稳定未见增大或缩小，后腰胀痛、眠差症状有很大改善，脸色由黧黑变红润。后切除肾癌后未服用中药，至今未见转移复发。

案例 6

患者男，48 岁。因乙肝小三阳（乙肝表面抗原、乙肝 e 抗体、乙肝核心抗体阳性）、轻度肝硬化多年，肝区疼痛三年余来诊。复查彩超仅有轻度肝硬化，但患者精神压力较大，肝区疼痛以饮酒或熬夜后加重，舌红，脉弦尺弱，脸色黧黑。予白苦冬汤加减治疗三周余，肝区疼痛逐步好转乃至完全消失，面色逐步红润。

小儿发热：
小儿金蝉退热方

组成

金银花 5g	蝉蜕 3g	板蓝根 15g	鱼腥草 10g
蒲公英 10g	浙贝母 6g	炒杏仁 3g	莱菔子 5g
生石膏 10g（先煎）	柴胡 5g	知母 5g	芦根 10g

功效

　　小儿急性发热的早期治疗方案。用于小儿发热，最好先排除肺炎、脑炎、病毒性心肌炎，如不能排除，也可以先行以本方辅助治疗，与检查和西医对症治疗并行。本方亦可以作为西医治疗的辅助手段，可以缩短病程，增强抗邪能力，避免留邪。

用法

　　浸泡半小时以上，水煎 20 ~ 30min，小儿可以每次少量频服。 1 ~ 5 岁可以日一剂两服。 6 ~ 10 岁可以日两剂两服。不能服用的患儿可以在医护指导下直肠给药。

方解

这个方的立意就是双层围治的思路，主要有三个围治军团，形成多病机围治：一是抗病毒军团，二是化痰止咳军团，三是解热透热军团。而每个军团又有四味药共围一个病机，单病机角药围治。本方君药为金银花和蝉蜕，故名"金蝉退热方"。本方既能退热也能疏风解痉，宣透是治小儿高热的第二要务，第一要务还是要抗病毒。所以金银花、板蓝根、鱼腥草、蒲公英就属于这个军团；小儿脾虚痰盛多容易高热，所以化痰止咳清肺也是很重要的思路，莱菔子、浙贝母、芦根、杏仁属于这个军团；而剩下的药就属于退热军团。

系列方

小儿感冒围治方——去蝉蜕、石膏

金银花 5g	芦根 10g	板蓝根 15g	鱼腥草 10g
蒲公英 10g	浙贝母 6g	炒杏仁 3g	莱菔子 5g
柴胡 5g	知母 5g		

参考外治

1. 小儿推拿清肺经，清天河水，退六腑，推坎宫；
2. 在手臂肺经循行部位拍痧。
3. 四缝穴点刺放血。

排邪反应

如患儿服药后呕吐很多痰涎，可能为疾病向愈之表现。

思考

每逢冬季流感高发之时，小儿发热都牵动着无数家长的心，也让无数家庭心急如焚。我的孩子出生以来从未去过儿科，平日感冒发热都是用这个金蝉小儿发热围方进行治疗，至今未用过一粒抗生素，未在静脉上扎过一个针眼。也未曾根据年运不同而改变过处方，合理安排的中药组方力量足以跨越年运的影响，因为小儿急性上呼吸道疾病的病机具有很强的聚集性。

2017年底至2018年初，北京大面积流行甲型流感、乙型流感。很多患儿高热不退，出现惊厥、风动特点。有些地方出现患儿死亡案例。本人在此方基础上辨证论治约30例，均在3日内退热，大多数患儿在1日内退热。印象中我用此方治疗小儿难治性外感发热，患儿基本再没经过西医输液，最多用美林在高热时给予退热，以获得中医治疗的时机。

小儿发热众说纷纭，《伤寒论》也没讲儿科疾病怎样治，西医检查大都诊断为自限性病毒感染，如果不高热可以等待其自愈。但在等待的时候也是变证频发，最后用一通抗生素、激素、退热药、中成药压制了事，伏邪可能就是这么留下的。小儿外感发热的治法说出来平常，关键就是抗病毒、解痉退热、化痰止咳三个要点。但此方如应用及时，关键时刻能够救助很多患儿的生命，避免悲剧。虽说小儿发热很多是自限性病毒感染，但既然是有可能引起靶器官（心、脑、肾）受损，为何不积极用绿色无毒的"小儿金蝉退热方"给控制住呢？这些药大部分是药食同源的。

其实中医抗病毒的"抗"有两层含义：第一层含义是直接杀死病毒和抑制病毒复制，所以我们在实验室筛选了很多具有抗病毒效应的中药，开发了很多抗病毒成药。第二层含义则是驱赶和疏导病毒排出体外。在培养皿的条件下病毒是无处可逃的，而在人体内是不一样的。人体具有很强的排邪反应，但我在临床应用中发现使用一些抗病毒的药物对纯阳之体的小儿退热的效果更好一些。这也许就是后来温病学说逐步代替伤寒成了中医治疗外感病主力的原因，因为温病学说不仅运用了整体思维，而且发现了很多有抗病毒作用的中草药。

小儿病，五分治，五分养。建议康复后保证孩子肠道通畅，减少肉食，增加青菜，不要过食、挑食。大人小孩最好每个月农历初一、十五吃两天纯素，减轻一下肠胃负担，给胃肠清空一下，排泄一下毒素，"若要小儿安，三分饥与寒"。

案例

案例 1

某女，5 岁，2017 年 12 月来诊。来时高热，咳嗽。最高体温可达 39.5℃。家长述因班中一半孩子患流感，故被传染。草莓舌，苔腻，脉略数。予小儿金蝉退热方 3 剂。第一服晚上即部分热退，最高体温在 37.2℃ 以下。第二天咳嗽、发热即好转，偶有乏力。第三天已复课。

案例 2

某男，8 岁，2016 年 1 月来诊。高热 3 天，诊断为甲型流感，输液 2 天，热势不退。舌红，苔厚腻，面赤，呼气热，予小儿金蝉退热方 3 剂，傍晚服用一碗。当晚 23：30 仍起高热，予美林退热后，又服药一次，夜间未再高热。第二日体温已在 38℃ 左右，傍晚曾到 38.5℃，服小儿金蝉退热方半小时后自行退热。第三日已无高热，体温在 37.5℃ 左右，胃口逐渐好转，嘱控制饮食，清淡饮食。二诊诸症好转，舌苔薄白。予小儿感冒围治方 3 剂，三日后病愈返校。

案例 3

某女，3 岁，一日从幼儿园回来突然发热，精神较差，额温 38.5℃，舌红，两颧红，苔微腻，食欲差，食入即吐，予美林 5ml。夜间 21 点热势加重，可达 39℃，呼吸急促，偶咳嗽，予小儿金蝉退热方一剂，因不配合，予直肠灌肠给药。当晚 12 点左右热退至 37℃，食欲好，进食半个鸡蛋。第二日仅低热，不超过 37℃。后予原方调理三天病愈。

案例 4

某女，6 岁，高热 5 日，最高温度可达 39℃，热势以午后开始加重，夜间高热。患儿曾患川崎病，因怕复发而去儿童医院，予抗炎对症治疗，其间亦接受小儿推拿，效果均欠佳。来诊患儿舌红，苔腻，精神尚可。予小儿金蝉退热方3剂，患儿母亲下午发微信，说服药一次后当天下午高热未起。第二日体温已恢复正常。

案例 5

某男，4岁，高热3日，最高温度可达40℃，咳嗽频繁，呼吸困难，曾有哮喘病史，抗炎、雾化治疗未能缓解。患儿舌红，手指纹路青紫，透射三关，患儿精神尚可，予小儿金蝉退热方三剂，患儿母亲发微信称服药一次半小时后即退热，比美林还快。坚持服完三剂后咳嗽、喘憋逐渐好转。后在门诊复诊调理一次巩固。

围绝经期综合征或内分泌失调围治方
——三交疏肝补肾方

组成

柴胡 10g   黄芩 6g   清半夏 10g   太子参 15g

黄连 6g   肉桂 3g   女贞子 10g   墨旱莲 10g

熟地黄 10g   生山药 15g   山茱萸 10g   茯苓 15g

牡丹皮 10g   生白术 10g   赤芍 10g   三七粉 3g（冲服）

川牛膝 10g   怀牛膝 10g   青皮 10g   陈皮 10g

功效

围绝经期综合征的中医二线治疗方案，可以治疗围绝经期出现的潮热、多汗、心悸、易怒、眠差等。也可以作为乳腺癌内分泌治疗后类围绝经期综合征的治疗。

用法

浸泡半小时以上，水煎 40min，两煎合并。早晚各 200～300ml。须在医师指导下使用。

方解

"三交疏肝补肾方"是杨宇飞教授基于 40 年中西医结合治疗乳腺肿瘤病机特点提炼出的经验方，通过围病机的思路将治疗乳腺癌的常用五大方剂——六味地黄丸、二至丸、小柴胡汤、交泰丸、逍遥散完美融为一体，平衡阴阳，有法有度，理法创新。根据临床辨证乳腺癌患者多瘀、多痰、多湿的病理特点，加上活血化瘀之三七粉、燥湿化痰之清半夏，将逍遥散中的白芍替换为赤芍既能凉血活血，又无白芍壅滞之虞，共治阴虚之体，并将温补之党参换为太子参以应气阴两虚之体。并加川牛膝、怀牛膝以活血强筋，同时引药入肝肾之经，加青皮、陈皮破气行气、健脾燥湿，且可在此方剂基础上进行变化加减，实现了辨病论治与辨证论治的有机结合。本方也是传统古方围治现代疾病的一个代表方剂。

系列方

更年期潮热围治方——加生牡蛎、麻黄根

柴胡 10g	黄芩 6g	清半夏 10g	太子参 15g
黄连 6g	肉桂 3g	女贞子 10g	墨旱莲 10g
熟地黄 10g	生山药 15g	山茱萸 10g	茯苓 15g
牡丹皮 10g	生白术 10g	赤芍 10g	三七粉 3g (冲服)
川牛膝 10g	怀牛膝 10g	青皮 10g	陈皮 10g
生牡蛎 20g (先煎)	麻黄根 20g		

更年期失眠围治方——加炒酸枣仁、首乌藤

柴胡 10g	黄芩 6g	清半夏 10g	太子参 15g
黄连 6g	肉桂 3g	女贞子 10g	墨旱莲 10g
熟地黄 10g	生山药 15g	山茱萸 10g	茯苓 15g
牡丹皮 10g	生白术 10g	赤芍 10g	三七粉 3g (冲服)
川牛膝 10g	怀牛膝 10g	青皮 10g	陈皮 10g
酸枣仁 30g	首乌藤 15g		

更年期心悸围治方——加瓜蒌、薤白

柴胡 10g	黄芩 6g	清半夏 10g	太子参 15g
黄连 6g	肉桂 3g	女贞子 10g	墨旱莲 10g
熟地黄 10g	生山药 15g	山茱萸 10g	茯苓 15g
牡丹皮 10g	生白术 10g	赤芍 10g	三七粉 3g（冲服）
川牛膝 10g	怀牛膝 10g	青皮 10g	陈皮 10g
瓜蒌 15g	薤白 10g		

更年期抑郁围治方——加刺五加、百合

柴胡 10g	黄芩 6g	清半夏 10g	太子参 15g
黄连 6g	肉桂 3g	女贞子 10g	墨旱莲 10g
熟地黄 10g	生山药 15g	山茱萸 10g	茯苓 15g
牡丹皮 10g	生白术 10g	赤芍 10g	三七粉 3g（冲服）
川牛膝 10g	怀牛膝 10g	青皮 10g	陈皮 10g
刺五加 15g	百合 15g		

乳腺癌内分泌治疗后类围绝经期综合征围治方——加白花蛇舌草、苦参、冬凌草、乌梅、生牡蛎

柴胡 10g	黄芩 6g	清半夏 10g	太子参 15g
黄连 6g	肉桂 3g	女贞子 10g	墨旱莲 10g
熟地黄 10g	生山药 15g	山茱萸 10g	茯苓 15g
牡丹皮 10g	生白术 10g	赤芍 10g	三七粉 3g（冲服）
川牛膝 10g	怀牛膝 10g	青皮 10g	陈皮 10g
白花蛇舌草 10g	苦参 10g	冬凌草 10g	乌梅 10g
生牡蛎 20g（先煎）			

参考外治

（1）药浴泡脚，足部按摩。

（2）推拿后背膀胱经及肝经、脾经、肾经循行皮部。

（3）针刺三阴交、血海、太冲等。

（4）艾灸肾俞、命门、八髎。

附：围绝经期围治足浴方

组成：川乌 9g　草乌 9g　吴茱萸 9g　干姜 9g　苦参 30g　蒲公英 30g

用法：将中药煎煮 30min 或将袋装颗粒剂溶解于水盆中，水温约 40℃，泡脚 30min，泡到后背微微发汗即止，泡后擦干可自行按摩，不用冲洗。

排邪反应

嗜睡、排气增多。

思考

此方是跟随中国中医科学院西苑医院肿瘤科创始人杨宇飞主任出诊期间，总结杨师治疗乳腺癌内分泌治疗后副反应所应对之基础方，并在 2013 年第四期的《世界科学技术——中医药现代化》杂志上发表。后来发现对治疗围绝经期综合征也有很好的疗效。

在临床实践中，杨宇飞教授注重在常用药中寻疗效，不尚奇，不求异，慎用过度峻猛药物，在化疗和内分泌治疗过程中积极配合西医治疗，做到中医药精细全程干预，因为她对西医治疗非常熟悉，而且在西苑医院初创建立放疗病房，对各种放化疗、靶向治疗、手术治疗的副反应均非常熟悉。她根据不同患者确定中西医结合最佳结合点和治疗时机，在广大患者身上以中西医结合和纯中医治疗取得疗效。以交通阴阳、半表半里、心肾三者立法，以疏肝补肾、交通心肾、和解少阳为治疗手段，寓补于通，补而不滞，形成了攻补兼施的"三交疏肝补肾方"，在实践中取得了较好疗效。

虽然本方是立意治疗乳腺癌内分泌治疗的类绝经期反应，但病机相似，理法相同，故对于围绝经期综合征的妇女也具有很好的疗效。

案例

某女，50 岁，因潮热烦躁来诊，睡眠困难，服两片艾司唑仑勉强入睡，睡后多梦。白天易潮热，遇事大汗淋漓，衣服湿透。午后心烦，易怒，时常想起年轻时的委屈事。口苦，舌边红，苔腻，口中有异味，脉弦，尺弱，予三交疏肝补肾方 2 周，复诊诸症好转一大半，予间断调摄三月余后症状完全改善。

不明原因持续发热围治方
——清安汤

组成

女贞子 10g   墨旱莲 10g   生薏苡仁 30g   炒杏仁 10g

白豆蔻 10g   通草 10g   金银花 25g   板蓝根 25g

厚朴 6g   生白术 15g   茯苓 20g   党参 10g

柴胡 20g   黄芩 20g   清半夏 9g   青蒿 20g

炙鳖甲 20g（先煎） 生地黄 20g   知母 15g   牡丹皮 10g

功效

对不明原因的持续发热，白细胞不高，发热以午后、夜间为甚，且热势一般不高于 39℃者，此方可以作为中医二线治疗方案。也可以作为产后不明原因发热的参考治疗方或肿瘤患者化疗热，风湿患者风湿热的基础方。

用法

浸泡半小时以上，水煎 40min，两煎合并。早晚各 200～300ml。请在医师指导下使用。1 周为一疗程，如一两日体温恢复正常，可以继续服完剩下的疗程以巩固疗效，最多不超过两疗程。一般 5 天内见效，如 5 日未见体温下降，需寻求其他治疗手段。如果患者舌为光面舌，可以不考虑首选清安汤。

方解

清安汤组成为二至丸、三仁汤、四君子汤、小柴胡汤、青蒿鳖甲汤。其中三仁汤去滑石、竹叶加金银花、板蓝根，四君子汤去炙甘草，小柴胡汤、四君子汤之人参换党参，小柴胡汤去姜枣。此五方合用，如同五味药，符合君臣佐使的配伍规律：青蒿鳖甲汤为"君方"，清解邪伏阴分之主病机；三仁汤为"臣方"，针对次级病机湿热凝滞，"日晡"发热；二至丸、四君子汤为"佐方"，佐治持续发热患者因伤阴伤血造成的脾肾气虚；小柴胡汤为"使方"，可引药力至本病病位少阳经。本方用于清解虚热，安全有效，故名之"清安汤"。

系列方

肿瘤热围治方——清安汤去金银花、板蓝根合白苦冬汤

女贞子 10g	墨旱莲 10g	生薏苡仁 30g	炒杏仁 10g
白豆蔻 10g	通草 10g	白花蛇舌草 15g	苦参 15g
厚朴 6g	生白术 15g	茯苓 20g	党参 10g
柴胡 20g	黄芩 20g	清半夏 9g	青蒿 20g
炙鳖甲 20g（先煎）	生地黄 20g	知母 15g	牡丹皮 10g
冬凌草 15g			

风湿热围治方——清安汤去金银花、板蓝根合四妙汤

女贞子 10g	墨旱莲 10g	生薏苡仁 30g	炒杏仁 10g
白豆蔻 10g	通草 10g	忍冬藤 15g	鱼腥草 15g
厚朴 6g	生白术 15g	茯苓 20g	党参 10g
柴胡 20g	黄芩 20g	清半夏 9g	青蒿 20g
炙鳖甲 20g（先煎）	生地黄 20g	知母 15g	牡丹皮 10g
冬凌草 15g	黄柏 10g	怀牛膝 10g	苍术 10g

参考外治

（1）针刺太阳、风池、中脘等。

（2）刺络放血，点刺放血十宣、少商、商阳等。

（3）足浴泡脚。

附：清安泡脚方

组成：川乌9g　草乌9g　吴茱萸9g　炮姜9g　蒲公英9g　藿香9g　苦参9g

用法：将中药煎煮30min或将袋装颗粒剂溶解于水盆中，水温约40℃，泡脚30min，泡到后背微微发汗即止，泡后擦干可自行按摩，不用冲洗。

排邪反应

嗜睡、发汗。

思考

北京大学第三医院收治和转接了大量不明原因的发热患者，大多数患者呈现稽留热，且实验室检查很难找到病因，此类患者具有以下特点：①血常规大致正常；②排除肺部感染及消化道感染；③排除肿瘤、风湿性疾病、结核等易导致发热的内科疾病；④抗菌治疗1周或以上无法退热。中医科作为院内中医会诊的承接科室，会接触大量此类西医治疗发热无效患者的诊治。在前期案例的经验总结基础上，在李东主任的指导下，我们根据案例病机汇总研究，用中医经典方剂进行组合形成"清安汤"应用于2015～2020年间的院内会诊，取得了较好疗效，患者通常在1～2周以内体温恢复正常，未出现严重不良反应和死亡案例。

持续发热患者在综合医院住院部与急诊部都非常常见，很多发热可持续一周以上且不能找到原因，即使最后找到原因的案例，感染性疾病来源的持续发热也仅占38.6%，往往在寻找病因的过程中就无形拉长了病程，对靶器官损伤大。在ICU甚至产科病房，这类患者还具有死亡率高的特点，由于病势危急，病机复杂棘手，中医初诊的重要性不言而喻，这种患者往往已试过所有的治疗手段，中医必须立即起效，否则不会再有参与治疗的机会。

在中医传统理论中，此病属于"温病""内伤发热""阴火"范畴，但又不同于传统中医理论中的任何一种疾病，因为大部分患者具有基础病，病史复杂，且无确切感染证据。李东垣认为"阴火"的治疗不应过度用寒凉药物。很多中医治疗此类疾病多集中在少阳经小柴胡汤辨证治疗，所报道的案例取得了较好疗效。临床实践中此类患者虽普遍具有少阳证，但发现仅仅使用小柴胡汤单方实际效果欠佳。但我们通过大量、集中案例的诊治观察，发现了此类证候具有一定的聚集性特点，总结起来就是"脾虚湿滞，少阳不和，阴虚热伏"。故而在辨治立法中采用疏、调气、补虚等多点怀柔围治的方法反而取得很好的疗效。

笔者发现在西医院治疗此类患者尤其是急、危、重患者时，可以暂时抛开抓主证的禁锢，抓住此类患者证候聚集的特点，利用偏性较小、安全性高的小剂量"围方"进行多点精确覆盖式打击——该临床实践并非不尊重辨证论治的中医原则，而是为适应西医院特点，更高效地治疗危重患者，并为中医治疗西医院急症患者提供一个新思路。

我们大胆以此方剂大量应用于临床实践并取得良好疗效，是因为本方剂不用大寒、峻下之剂退热，避免寒热辨治失误引起的误治。抓住病机特点"湿滞""气郁"，专注于化湿、调气、调畅气机、和解枢机，治法较"汗、吐、下"更温和兼容。本方不仅仅是对发热一症的治疗，更是对发热（标）背后的病机（本）进行调整，"本治而标去"，直指西医诊疗的盲区。立意"急病缓治""急则治其本"的反向思维。把握"围而不攻"的尺度，反而在治疗危重症中取得了奇效。

案例

案例 1

患者，男，39 岁，2017 年 9 月初诊。患者主因"左侧肢体无力伴语言不清 4 天"入住北京大学第三医院神经内科。颅脑核磁共振检查：双侧脑干急性梗死。入院后体温持续在 39℃，白细胞 $9.48 \times 10^9/L$，红细胞 $6.29 \times 10^{12}/L$

（↑），血红蛋白 188g/L（↑），中性粒细胞绝对值 7.02×10^9/L，尿糖（++++），尿酮体（+），尿潜血（+++）。患者神志不清，伴大量黄色黏痰，舌诊未及，脉滑数。西医予抗炎治疗及对症治疗 4 天未退热。

中医诊断为：内伤发热。证属：脾虚湿蕴，少阳不和，肝风内动。予清安汤 7 剂加减，一日两服，鼻饲入药。方药如下：

柴胡 15g	黄芩 15g	法半夏 10g	石菖蒲 15g
鱼腥草 20g	青蒿 20g	炙鳖甲 20g（先煎）	生地黄 10g
知母 10g	牡丹皮 10g	白豆蔻 10g	茯苓 15g
浙贝母 20g	板蓝根 20g	金银花 20g	生薏苡仁 30g
杏仁 10g	通草 10g	厚朴 6g	生白术 10g

二诊：患者服药 7 日后体温逐渐下降，会诊时体温 37.2℃，脉滑略数，黄痰减少，白细胞 7.58×10^9/L，红细胞 4.87×10^{12}/L（↑），血红蛋白 144g/L，中性粒细胞绝对值 5.51×10^9/L，尿糖（+），尿酮体（+），尿潜血（++），神志好转，呼之可点头应答，3 日后转入当地康复医院进行后期康复。

本病在内科系统属于危重案例，特点为双侧脑干急性梗死，高凝状态合并高热、酮症。如果长期发热可能造成其他治疗无法开展，并随时有生命危险。在遣方用药方面注意开窍醒神，因患者初发，气血亏虚不明显，故去党参换石菖蒲。采用多点围治，取得了安全且迅速的临床疗效。

案例 2

患者，女，38 岁，2015 年 12 月初诊。患者 5 天前在北京大学第三医院产科剖宫产下一足月男婴，婴儿状态良好。产妇产后发热，体温最高 39.4℃。西医诊断：发热待查。发热以午后为甚，白细胞 6.29×10^9/L，血红蛋白 82g/L（↓），ALT 85U/L（↑），AST 94U/L（↑），乏力，眠差，心率 103 次/分，血压 68/45mmHg，抗炎治疗 5 天无效。患者一般情况较差，血红蛋白、血压持续下降，每用解热镇痛药物后体温正常持续时间缩短，拟转入重症监护室，家属要求中医会诊。患者自述口苦，舌苔厚腻，舌边红，乏力，眠差，呼吸急促，脉细数。中医诊断为：内伤发热。证属：脾虚湿蕴，少阳不和，气血两亏。予清安汤 7 剂加减。方药如下：

女贞子 10g	墨旱莲 10g	炒薏苡仁 20g	杏仁 10g

白豆蔻 10g	通草 5g	金银花 20g	板蓝根 20g
厚朴 6g	生白术 15g	茯苓 20g	党参 20g
柴胡 15g	黄芩 10g	清半夏 10g	青蒿 20g
炙鳖甲 20g（先煎）	生地黄 10g	知母 6g	牡丹皮 6g

二诊：患者自服药以来，体温呈逐渐下降趋势，服药第六天，患者平均体温 36.4℃，午后发热不明显。血红蛋白 98g/L（↓），ALT 52U/L（↑），AST56U/L（↑），心率 88 次/分。口苦、乏力、睡眠较前好转。舌红苔微腻，脉细数。予原方 5 剂配合八珍颗粒每日两袋，带药出院调养。

本病在产科属危重案例。因患者高龄生产，产后气血两虚，因血亏造成机体抗邪无力，正虚邪实，故在应用中减少了凉血之知母、牡丹皮的用量，增加了扶正之党参的用量，兼顾了补益气血与清热解毒。

案例 3

患者，男，46 岁，2017 年 5 月初诊，10 天前发热，体温 40℃左右，由发热门诊收入北京大学第三医院感染疾病科病房。血常规正常，胸部 CT 平扫未见炎性渗出及结核灶，痰培养未见结核杆菌，心率 95 次/分。抗炎治疗一周无效，已出现感染性脑病、发热时谵语、躁狂，发热从午后开始加重，夜间为甚，整夜难安，多汗畏风。服退热药汗出热退，身软无力。西医诊断：①结核性脑膜炎？②发热待查。感染疾病科出具病危通知。会诊时见舌红苔腻，面色㿠白，脉沉细数无力。中医诊断为：内伤发热。证属：脾虚湿蕴，少阳不和，气阴两虚，痰扰清窍。予清安汤加减 5 剂，方药如下：

青蒿 20g	炙鳖甲 20g（先煎）	生薏苡仁 30g	杏仁 10g
白豆蔻 10g	通草 10g	金银花 20g	板蓝根 20g
厚朴 6g	生白术 15g	女贞子 10g	墨旱莲 10g
柴胡 15g	黄芩 10g	清半夏 10g	茯苓 20g
生地黄 10g	知母 10g	牡丹皮 10g	党参 10g

二诊：患者服药第二天半夜高热退去，午后仍有低热，最高体温 38.5℃，服药 2 日后，谵妄已除。一周后再次会诊见腻苔已除，脉已和缓，仍有体虚多汗，乏力畏风。予上方加石菖蒲 10g、五味子 10g、防风 10g，5 剂，3 日后出院。

糖尿病围治方
——固中降糖方

组成

生黄芪 30g　　浮小麦 20g　　生地黄 20g　　熟地黄 20g

黄芩 10g　　　黄连 10g　　　黄柏 10g　　　当归 15g

煅牡蛎 30g（先煎）　麻黄根 20g　　黑附子 6g（先煎）　乌梅 10g

山茱萸 30g　　生白术 20g　　党参 30g　　　防风 10g

桃仁 10g　　　红花 10g　　　生薏苡仁 30g　木香 15g

厚朴 15g

功效

本方可作为初发未经西医治疗的糖尿病中医二线治疗方案，也可以作为降糖药、胰岛素控糖不佳的糖尿病中医辅助二线方。亦可作为糖耐量异常患者的中医干预二线治疗方案。

用法

浸泡半小时以上，水煎 40min，两煎合并。早晚各 200～300ml。须在医

师指导下使用。3个月为一疗程，可以每个月查一次糖化血红蛋白以评估疗效，作为患者是否适宜继续治疗的判断依据。

方解

本方主要是三个围治军团。其中补气军团有生黄芪、生地黄、熟地黄、当归、山茱萸、白术、党参；固气军团有浮小麦、麻黄根、煅牡蛎、防风、乌梅；泄浊热军团有三黄（黄连、黄芩、黄柏）加薏苡仁。另外再加木香、桃仁、红花、厚朴顺气导气，协助三黄泄热。本方也是一个充满画面感的围治方：补脾之力，加固中气，并将浊气用三黄因势利导从肠腑排出，形成围而给邪以出路，围治有趋势、有方向，并非围得水泄不通。糖尿病需要补脾，类似于防治水土流失需要加土固堤坝。但仅仅补土还不够，因为松散之土还要流失，所以用固涩之药进行"打夯"，巩固新加之土气。另用补肝肾之药资养肝肾，为土上植木，木能固土，共奏健脾坚气之功，小剂量附子调动元气，这几点兼顾也许是糖尿病治疗的关键。

系列方

糖尿病肾病围治方——固中降糖方加泽兰、白茅根、锁阳

生黄芪 30g	浮小麦 20g	生地黄 20g	熟地黄 20g
黄芩 10g	黄连 10g	黄柏 10g	当归 15g
煅牡蛎 30g（先煎）	麻黄根 20g	黑附子 6g（先煎）	乌梅 10g
山茱萸 30g	生白术 20g	党参 30g	防风 10g
桃仁 10g	红花 10g	生薏苡仁 30g	木香 15g
厚朴 15g	泽兰 10g	白茅根 20g	锁阳 10g

糖尿病微血管病变围治方——固中降糖方加丹参、赤芍、山楂

生黄芪 30g	浮小麦 20g	生地黄 20g	熟地黄 20g
黄芩 10g	黄连 10g	黄柏 10g	当归 15g
煅牡蛎 30g（先煎）	麻黄根 20g	黑附子 6g（先煎）	乌梅 10g

山茱萸 30g	生白术 20g	党参 30g	防风 10g
桃仁 10g	红花 10g	生薏苡仁 30g	木香 15g
厚朴 15g	丹参 10g	赤芍 10g	山楂 10g

糖尿病视网膜病变围治方——固中降糖方加青葙子、菟丝子、密蒙花

生黄芪 30g	浮小麦 20g	生地黄 20g	熟地黄 20g
黄芩 10g	黄连 10g	黄柏 10g	当归 15g
煅牡蛎 30g（先煎）	麻黄根 20g	黑附子 6g（先煎）	乌梅 10g
山茱萸 30g	生白术 20g	党参 30g	防风 10g
桃仁 10g	红花 10g	生薏苡仁 30g	木香 15g
厚朴 15g	青葙子 10g	菟丝子 10g	密蒙花 10g

糖尿病足围治方——固中降糖方加桑寄生、独活、冬凌草

生黄芪 30g	浮小麦 20g	生地黄 20g	熟地黄 20g
黄芩 10g	黄连 10g	黄柏 10g	当归 15g
煅牡蛎 30g（先煎）	麻黄根 20g	黑附子 6g（先煎）	乌梅 10g
山茱萸 30g	生白术 20g	党参 30g	防风 10g
桃仁 10g	红花 10g	生薏苡仁 30g	木香 15g
厚朴 15g	桑寄生 10g	独活 10g	冬凌草 10g

糖尿病周围神经病围治方——固中降糖方加大血藤、鸡血藤、红景天

生黄芪 30g	浮小麦 20g	生地黄 20g	熟地黄 20g
黄芩 10g	黄连 10g	黄柏 10g	当归 15g
煅牡蛎 30g（先煎）	麻黄根 20g	黑附子 6g（先煎）	乌梅 10g
山茱萸 30g	生白术 20g	党参 30g	防风 10g
桃仁 10g	红花 10g	生薏苡仁 30g	木香 15g
厚朴 15g	大血藤 10g	鸡血藤 10g	红景天 10g

参考外治

（1）针刺胰俞、中脘、天枢等；针刺脾经、小肠经循行部位。

（2）腹部推拿，足部按摩，推拿后背华佗夹脊穴胰腺反射区。

（3）穴位贴敷脊柱两侧胰俞穴（胃脘下俞）、胰岛穴（第八胸椎棘突下旁开3寸）。

（4）艾灸后背胰腺投影区、足三里、中脘、肝俞。

（5）足浴（糖尿病足除外）。

附：

糖尿病围治贴敷方

固中降糖方一剂之量另加白芥子20g、甘遂20g粉碎，加入生姜汁调成面团状，每日取少许贴敷双足底和脊柱两侧胰俞穴、胰岛穴一小时。皮肤破溃者禁用，如有发疱停用。

糖尿病围治泡足方

组成：川乌9g 草乌9g 吴茱萸9g 炮姜9g 大血藤9g 鸡血藤9g 苦参20g 黄柏20g

用法：将中药煎煮30min或将袋装颗粒剂溶解于水盆中，水温约40℃，泡脚30min，泡到后背微微发汗即止，泡后擦干，可自行按摩足部。

排邪反应

低血糖反应，乏力，饥饿感。

思考

中医脏腑之"脾"是一个水利专家，现代人多存在水液分布不均、糖脂分布不均、气血分布不均、皆责之于脾虚推动无力。有种说法，中医之脾对应西医脏器的核心器官应该是解剖学之胰岛而非脾。其实了解脏象理论的都知道，中医的脏腑概念是高于实体器官的，我认为脾的功能遍布全身。

固中降糖方主要针对的中西医病机有三点：通过补气提高细胞膜糖蛋白转运效率，减少耗散；泄体内湿浊垃圾；改善肠道菌群。中医治疗糖尿病不应该将目光局限于胰岛或胰腺，而应该立足于改善每个细胞的细胞膜。换句话说，应该注重代谢堆积的事实，增加代谢效率，减少糖脂互结，推陈出新。只有细胞里糖容量多了，胰岛细胞才不会被累及，但大多数糖尿病的问题是细胞里无糖可用，血液里葡萄糖泛滥，转运效率太低，形成堆积。人体无数的细胞上有第二套"胰岛"，糖尿病的核心在于推陈，而非出新。另以三黄之苦对冲血糖之甜，并具有通腑泄虚热之双重功效。

本围治方与过去的治疗相比有一点创新：我们特别把"固气"作为一个围治军团，因为糖尿病并不是糖太多，而是因为细胞内糖太少，固不住，水土流失，脏腑中的糖都流失到了血液中。固气军团作为一个引药，将补脾军团引入细胞内环境，而非遍布全身。

糖尿病患者的问题是大量的血糖游离细胞之外，糖在 ATP 开支中占的比重很大，血糖的脆性变大，总在高血糖和低血糖之间切换。脾虚让糖的消化产生速度变慢了，而且血液随之变黏稠了，反而影响了机体的整体活力。需要大力补气，又要预防上火，预防虚不受补，还要避免狗熊掰棒子，边补边丢，所以要固气。幸好也要推陈出新，所以用"三黄"既可以推陈出新，也可以平衡寒热。对于胰岛功能未完全缺如的患者，调控饮食和运动配合围治，通常服用此方 3 个月查糖化血红蛋白，均有很大的改善。以围治来看，糖尿病的基本病机在于脾气虚，固不住本脏之气，导致土气溃散。固应固土补脾气，但还不能让土气壅滞于中焦而不化，固气之药起约束脾气之用，使得刚受补之脾气坚固，氤氲气化。三黄因势利导推陈排浊于肠腑，形成推陈出新。目前很多中医对初发糖尿病患者都建议尽快使用胰岛素，但其实中医并非没有办法，中医降糖效果很早就有循证依据。

糖尿病很复杂，晚期的糖尿病也很难治，但终归也是整体阴阳结构不好，内寒外热，上热下寒，汤药力量单薄，需要配合针刺调整阴阳平衡。针刺至少应该排在饮食、锻炼前面。当然锻炼是性价比最高的活血方法，但千万不要忽略针刺对整体气血的运化作用。所以这张围治方本身就可以降糖，如果配合锻炼，配合针刺和艾灸，其降糖作用可能是超预期的。所以使用这张围治方的时候也要让患者做好低血糖防护和宣教。现代很多食品空有其形而无其气，可以补糖脂而无法补脾气，所以少吃为宜。糖尿病的根本病机在长期脾气虚，后天食补也补不上，且又增加了很多代谢负担消耗了它的气，医生的力量和环境的力量相比终归属于弱力。所以这个时代，要记住徐文兵老师的一句话："吃你能化得动的饭，吃得动化得动是你吃饭，吃得动化不了就是饭吃你了。"尤其是现在的食品，切记病从口入。

案例

案例 1

某女，55 岁，患糖尿病多年，更换过几种降糖西药，血糖控制不佳，乏力，眠差，足部和腿部胀痛。拟注射胰岛素控制血糖。欲尝试中医治疗，给予糖尿病围治方治疗 3 个月，同时服用西医开具的降糖药。复查糖化血红蛋白从第一个月的 8.6% 降至第二个月的 7.4%，第三月降至 6.5%。用药期间未出现低血糖反应，饮食运动如常。后糖化血红蛋白维持在 6.0% 左右，原伴随症状如乏力、腿胀、水肿也逐渐好转。

案例 2

某男，40 岁，体检发现糖化血红蛋白 6.9%，有乏力、口苦、眠差等症状，舌边红，脉濡滑，因心中抗拒终身服药来中医问诊，予糖尿病围治方治疗 4 周复查糖化血红蛋白 6.1%，继续服药 1 个月后再次复查糖化血红蛋白 5.5%，给予健康宣教，现通过运动、饮食，已将血糖基本控制在理想范围。

皮肤病围治方
——八二汤

组成

苍术 15g　　　炒白术 15g　　　茯苓 15g　　　土茯苓 15g

女贞子 10g　　墨旱莲 10g　　　白鲜皮 15g　　白蒺藜 10g

白芍 15g　　　赤芍 15g　　　　冬凌草 15g　　鱼腥草 15g

大血藤 20g　　鸡血藤 20g　　　炒杏仁 10g　　生薏苡仁 30g

功效

本方可作为中医治疗皮肤病之二线基础方。能够很好地控制或根治多种皮肤疾患，严重者如银屑病，可使患者逐步减少或停用西药，完成临床治愈；轻者如过敏性荨麻疹、痤疮、湿疹，可以通过汤药和生活调摄实现根治。

用法

浸泡半小时以上，水煎 40min，两煎合并。早晚各 200～300ml。请在医师指导下使用。

方解

　　八二汤可以作为中医治疗一切皮肤疾病（银屑病、痤疮、湿疹、各类皮炎、过敏性荨麻疹等）的基础方。因为方中有八围病机，并且每个病机又用对药围治：健脾补气用二术（白术、苍术），化湿逐水用二苓（茯苓、土茯苓），补肾养肝用二至（女贞子、墨旱莲），活血通络用二藤（鸡血藤、大血藤），祛风解毒用二白（白鲜皮、白蒺藜），养血柔肝用二芍（赤芍、白芍），清热解毒用二草（鱼腥草、冬凌草），清泻肺肠用二仁（杏仁、生薏苡仁）八组对药。

系列方

痤疮围治方——八二汤加小柴胡汤合紫花地丁、蒲公英

苍术 15g	炒白术 15g	茯苓 15g	土茯苓 15g
女贞子 10g	墨旱莲 10g	白鲜皮 15g	白蒺藜 10g
白芍 15g	赤芍 15g	冬凌草 15g	鱼腥草 15g
大血藤 20g	鸡血藤 20g	炒杏仁 10g	生薏苡仁 30g
柴胡 10g	黄芩 15g	法半夏 9g	太子参 10g
紫花地丁 20g	蒲公英 20g		

湿疹围治方——八二汤加赤小豆、连翘

苍术 15g	炒白术 15g	茯苓 15g	土茯苓 15g
女贞子 10g	墨旱莲 10g	白鲜皮 15g	白蒺藜 10g
白芍 15g	赤芍 15g	冬凌草 15g	鱼腥草 15g
大血藤 20g	鸡血藤 20g	炒杏仁 10g	生薏苡仁 30g
赤小豆 20g	连翘 10g		

过敏性荨麻疹围治方——八二汤加祝氏过敏煎

苍术 15g	炒白术 15g	茯苓 15g	土茯苓 15g
女贞子 10g	墨旱莲 10g	白鲜皮 15g	白蒺藜 10g
白芍 15g	赤芍 15g	冬凌草 15g	鱼腥草 15g

大血藤 20g	鸡血藤 20g	炒杏仁 10g	生薏苡仁 30g
五味子 20g	乌梅 20g	银柴胡 20g	防风 20g

神经性皮炎及银屑病围治方——八二汤重用白芍、赤芍另加浙贝母、知母、生地黄、生槐花

苍术 15g	炒白术 15g	茯苓 15g	土茯苓 15g
女贞子 10g	墨旱莲 10g	白鲜皮 15g	白蒺藜 10g
白芍 30g	赤芍 30g	冬凌草 15g	鱼腥草 15g
大血藤 20g	鸡血藤 20g	炒杏仁 10g	生薏苡仁 30g
知母 20g	浙贝母 20g	生地黄 20g	生槐花 20g

皮肤癌二线围治方——八二汤加白花蛇舌草、苦参、乌梅

苍术 15g	炒白术 15g	茯苓 15g	土茯苓 15g
女贞子 10g	墨旱莲 10g	白鲜皮 15g	白蒺藜 10g
白芍 15g	赤芍 15g	冬凌草 15g	鱼腥草 15g
大血藤 20g	鸡血藤 20g	炒杏仁 10g	生薏苡仁 30g
白花蛇舌草 15g	苦参 15g	乌梅 20g	

扁平疣围治方——八二汤加板蓝根、金银花

苍术 15g	炒白术 15g	茯苓 15g	土茯苓 15g
女贞子 10g	墨旱莲 10g	白鲜皮 15g	白蒺藜 10g
白芍 15g	赤芍 15g	冬凌草 15g	鱼腥草 15g
大血藤 20g	鸡血藤 20g	炒杏仁 10g	生薏苡仁 30g
板蓝根 30g	金银花 30g		

银屑病关节炎围治方——八二汤加细辛、白芥子、狗脊、桑寄生

苍术 15g	炒白术 15g	茯苓 15g	土茯苓 15g
女贞子 10g	墨旱莲 10g	白鲜皮 15g	白蒺藜 10g
白芍 15g	赤芍 15g	冬凌草 15g	鱼腥草 15g
大血藤 20g	鸡血藤 20g	炒杏仁 10g	生薏苡仁 30g
细辛 3g	白芥子 10g	狗脊 20g	桑寄生 20g

参考外治

（1）针刺：根据病患位置选取穴位。

（2）患处火针或梅花针放血（需在专业医师指导下）。

（3）药物外敷或药物外洗、浸泡。

排邪反应

极少部分患者可能出现一过性皮肤病加重，如红肿、流水等，此可能为病重药轻之缘故，需加强甄别，细致辨证。此时可以辅助用抗过敏药治疗，再逐步减西药用量。部分患者可能出现皮肤脱皮、一过性腹泻等。

思考

皮肤病中医治疗的两大流弊在于大队清热解毒药物压阵，苦寒伤阳，再就是用太多有毒性的中药，久服伤肝。笔者曾接诊过一个在著名中医院吃了半年中药治疗银屑病的肝硬化患者，我们在临床上应该注意这种药物性肝损伤，服药三个月一定查肝功能。如果不推出一系列无毒有效的皮肤病验方，也会因为疗效和毒性不成正比而为西医所诟病。八二汤从围治的思路出发，不用很多苦寒药、有毒中药，主要从健脾化湿、活血解毒、调节患者自身免疫来治疗皮肤病，从健脾补气、化湿逐水、补肾养肝、活血通络、祛风解毒、养血乘肝、清热解毒、清泻肺肠八个方面中正平和地围治皮肤病的主要病机，取得了很好的疗效。所以，此方的独特之处在于避免了治疗皮肤病方剂的常见苦寒之弊和中草药毒性，用平和方药治复杂疾病。

此方温凉搭配，调畅气机，苦寒药只占 1/8，仍可以起到很好的调节皮肤免疫状态和排解邪气的作用。因为皮肤病尤其是非传染性的皮肤病，大部分还是因为免疫失调，多条病机同时围治撼动了疾病的根本，所以不走重用清热解毒的老路依然取得了很好的疗效。另笔者出生于 1982 年，为感念母亲当年生身之恩，故以八二汤命名此方，以志纪念。

案例

案例 1

某男，35 岁，2016 年 4 月来诊。饮食无节，嗜饮高度白酒，后腿部小腿上部出现红色癣样物，瘙痒，偶有流水，舌胖，苔厚腻，脉濡滑。予八二汤系列方银屑病围治方治疗 2 周后，诸症好转，癣疹逐渐收口、平复。后因应酬又饮酒，导致复发，但瘙痒的程度与频率已不如以前强烈。予前方两周，逐步控制。三诊予前方加减，嘱节制饮高度酒及辛辣刺激物。患处基本平复。

案例 2

某女，24 岁，2017 年 3 月来诊。患者自述近期因工作压力较大，面部痤疮爆发。此前中西医均已治疗过。在外院喝过半年中药，但效果一般，且出现长期腹泻、手脚冰凉等不适症状。舌红，苔白，脉沉细弱。予八二汤系列方痤疮围治方治疗 1 周，二诊诉畏寒好转，面部痤疮已恢复一半，后又调摄 2 周，基本平复，嘱注意节制油腻饮食，忌熬夜。后告知已愈。

小儿霰粒肿围治方
——霰粒宁汤

组成

柴胡 5g   黄芩 5g   法半夏 6g   生白术 5g

女贞子 5g   白花蛇舌草 5g   生黄芪 8g   沙苑子 5g

蝉蜕 3g   菊花 3g   枸杞子 6g   丹参 8g

赤芍 8g   茯苓 10g   金银花 6g   莪术 5g

冬凌草 5g   三七粉 2g（冲服）   墨旱莲 5g

功效

本方可作为小儿初发或术后复发霰粒肿的中医治疗二线方案。

用法

浸泡半小时以上，水煎 40min，两煎合并。早晚各 200～300ml。须在医师指导下使用。6 岁以下可用此方，6～12 岁儿童可用至 1.5 倍用量，12 岁以上可用量加倍。如服用困难可在医护指导下直肠给药，药量如口服。

方解

本方的君药为白花蛇舌草，臣药为莪术和冬凌草，佐药为菊花、生黄芪、三七、丹参、赤芍、金银花、小柴胡汤（柴胡、黄芩、半夏）加二至汤（女贞子、墨旱莲）加四君子汤方意（白术、茯苓），使药为枸杞子和沙苑子。君药用解毒消肿之白花蛇舌草，另配莪术、冬凌草破血活血；小柴胡汤疏肝和解郁热；四君子汤健脾固脾，二至汤养阴固肾，二汤培补脾肾，以防活血伤正；枸杞子、沙苑子为目窍引经药；菊花、金银花清肝经虚火；丹参、赤芍活血；生黄芪、三七托毒推陈出新，共奏破血解毒散结清肝之功。

系列方

麦粒肿围治方——加蒲公英、山慈菇

柴胡 5g	黄芩 5g	法半夏 6g	生白术 5g
女贞子 5g	白花蛇舌草 5g	生黄芪 8g	沙苑子 5g
蝉蜕 3g	菊花 3g	枸杞子 6g	丹参 8g
赤芍 8g	茯苓 10g	金银花 6g	莪术 5g
冬凌草 5g	三七粉 2g（冲服）	蒲公英 10g	山慈菇 10g

参考外治

（1）推拿：清天河水、清肺经、清肝经、推板门。

（2）本方足浴或直肠给药。

排邪反应

腹泻、排气多，肿物变大、破溃。

思考

　　小儿霰粒肿是儿科常见疾病，近年发病率有逐年上升的趋势。西医认为本病需要手术治疗，自愈困难。手术虽小，但因小儿哭闹术中难以配合，而且外科手术因考虑儿童依从性较差多用全麻，患儿家长多担心对小儿神经系统有影响而寻求中医治疗。本方于2017年发表于《中国社区医师》杂志。霰粒肿有些可以自行吸收，也有些需要手术治疗。全麻手术对于儿童是否有远期伤害尚不确定，故而急需一种无毒、高效的治疗方法，中医在治疗眼科疾病方面具有得天独厚的优势，是中西医结合专方治疗专病很好的结合点。

　　中医认为肝开窍于目，眼睑腺囊肿的根本病机在于肝热郁阻，兼夹肝肺郁热、肝脾血瘀、肝气郁滞、肝肾阴虚等病机。因小儿脏气清灵，随拨随应，故临床多见服用此围方一周见效者，配合推拿见效更快。本病虽属小病，但发病率很高，值得进行进一步探讨和临床试验研究，可以为很多家庭减轻经济负担。

　　需要注意的是采用破血法治疗霰粒肿，有时会观察到夸张的排邪反应，如案例1中，患者在治疗初期出现肿物变大、破溃，如果当时产生畏惧心理，则会贻误战机，半途而废。此时需要医者具有一定的定力和沟通技巧，勇于担当并给予家长精神抚慰。另外，小儿采用灌肠治疗具有一定风险，操作需要在具有资质的专业医护人员指导下进行。

案例

案例1

　　女童，4岁，右眼上睑霰粒肿。拟行全麻手术，为避免全麻伤害神经来求诊中医。考虑此儿近视，取清肝活血破血之法。予柴胡、黄芩、女贞子、墨旱莲、茯苓、枸杞子、菊花、沙苑子、赤芍、当归、白芍、竹茹、冬凌草各5g，炒白术、丹参各10g，蝉蜕、三七粉各3g，羚羊角粉1g，3剂后家长来电，肿物变红肿出血，颇有怨言，嘱服完5剂，7天后肉脱而愈。

案例 2

男童，2 岁，左眼上睑霰粒肿。予柴胡 3g，黄芩 4g，法半夏 2g，生白术 6g，女贞子 5g，白花蛇舌草 3g，生黄芪 5g，沙苑子 3g，蝉蜕 2g，菊花 2g，枸杞子 1g，丹参 4g，赤芍 5g，茯苓 5g，金银花 5g，莪术 3g，冬凌草 3g，三七粉 1g，羚羊角粉 1g，由于小儿抗拒，喂药困难，服药 1 周肿物只稍见缩小，遂给予直肠灌肠，50 ml 每日行 2 次，灌肠 1 周已逐渐缩小至肉眼难见，但触之仍有。又巩固 3 天停药，停药时仍有小核，较前变扁平、松软，已缩小为原先的 1/5。后 1 周剩余肿物自行吸收。

胰腺炎围治方
——透脾降酶汤

组成

柴胡 10g   黄芩 10g   蒲公英 20g   淡竹叶 10g

熟大黄 6g   生薏苡仁 30g   白豆蔻 10g   藿香 3g

佩兰 3g   枳壳 10g   厚朴 10g   石菖蒲 10g

炒白术 20g   茯苓 20g   鱼腥草 20g   生黄芪 20g

党参 20g   黄连 6g

功效

本方可作为胰腺炎的中医二线治疗方案。对于内科收治的重症胰腺炎患者对症及生命支持治疗过程中辅助降低淀粉酶、脂肪酶，以及改善预后都有很好效果。

用法

浸泡半小时以上，水煎 40min，两煎合并。早晚各 100～200ml，若禁食可浓煎 100ml，每次 50ml 少量频服，计出入量。淀粉酶、脂肪酶完全恢复正常后可再服 3 天巩固疗效后停药。

方解

本方主要是大柴胡汤合三仁汤、四君子汤、清营汤四方合围。胰腺属于中医"脾"之范畴，胰腺之炎症一定要用补而不滞、建中而固气之药固守中州。曾尝试健脾用善守之山药、善走之苍术都不是好的选择，但四君子汤之平和恰好符合这个要求。胰腺炎患者多有饮食失和的病史，可见食毒凝滞、湿毒浸淫也属于重要病机。故用大柴胡汤通腑泄热、和解少阳，三仁汤宣畅气机、清利湿热，有补有泄，使凝滞之气机调达宣畅，自然邪去而病愈。清营汤可以清血分虚热、解毒透营，也具有很好的抗炎作用。

参考外治

（1）按摩足底中部颗粒和筋结，手掌中部颗粒结节。

（2）从中庭穴向中脘穴刮痧，后背两侧胰俞穴各刮 50 下。

（3）按摩后背胰腺投影区脊柱两侧华佗夹脊穴，重点在胰俞穴（胃脘下俞）、胰岛穴（第八胸椎棘突下旁开 3 寸）。

（4）针刺足三里、胰俞（胃脘下俞）、中脘。

（5）艾灸上脘、中脘、胰俞（胃脘下俞）。

排邪反应

排便次数增多，排气，打嗝，饥饿感。

思考

胰腺炎是急诊科、消化科乃至重症监护病房常见急重症，也是导致很多年轻人死亡的重症疾病。很多患者在抢救室并不能很快地降低飙高的淀粉酶和脂肪酶，此时中医的尽早介入就显得尤为重要。

很多中医院的消化科病房都有胰腺炎协定处方。我也曾治过经过中医科病房协定方治疗欠佳的胰腺炎患者。总结成功的治疗案例，发现协定方一般分证型使用，存在过分强调辨证论治的弊端，因有时病房医生对中医证型不一定能准确辨证，且很少有病人是单纯的证型，很多都是兼证。另外协定方的剂量普遍偏小，病重药轻，在不对等的战斗中，中医药纵有神功也不可能次次成功。再就是协定方因为分了证型成了中西医结合的阻碍，因为不可能每个西医院急诊重症都能配个中医大夫去辨证。中西医结合，中医一定要追求极简，因为中医的"变数"太多了，必须有不变的方案才能与西医更好地融合。所以我刻意地总结了很多次会诊的经验教训，认真总结其病程变化的规律和时间点。感谢在北医三院这个很好的平台可以通过大量会诊观察很多案例，也有医术高超的西医同事可以给病人生命支持，给中医施展的机会，可以看到很多患者服此围治方药后双酶的线性下降。我觉得如果能普及中西医结合治疗胰腺炎重症的治疗方案，有可能将这个疾病的死亡率大幅降低。

案例

案例 1

某女，55 岁，2017 年 9 月因上腹痛入院，诊断为急性胰腺炎收入急诊科抢救室。淀粉酶、脂肪酶均高到不可测出，大便三日未行，排气少，请中医会诊协助控制病情。病人舌红苔黄腻，脉沉细。予胰腺炎围治方 7 剂，可见其淀粉酶、脂肪酶均呈线性下降。服用胰腺炎围治方服用 4 天之内血清淀粉酶从 1640U/L 迅速降至 678U/L、396U/L、70U/L，血清脂肪酶也从 2000U/L 以上恢复到 123U/L。患者得以迅速出院。

案例 2

某男，28 岁，2018 年 12 月底因进食过量凉牛奶上腹痛一天，以急性胰腺炎入院，病情控制不佳，故寻求中医会诊。舌体胖，苔黄腻、舌根为甚，脉沉细无力。予胰腺炎围治方 7 剂，几日内化验单变化如下：12 月 24 日查脂肪酶

＞2000U/L，淀粉酶 794U/L；12 月 25 日查脂肪酶 1050U/L，淀粉酶 654U/L；12 月 26 日查脂肪酶 455U/L，淀粉酶 338U/L；12 月 27 日查脂肪酶 176U/L，淀粉酶 155U/L；12 月 29 日查脂肪酶 111U/L，淀粉酶 67U/L。2018 年 12 月 29 日电话回访，已病愈出院。

原发性高血压围治方
——清项降压汤

组成

稀莶草 15g　　生牡蛎 30g （先煎）　珍珠母 30g （先煎）　赤芍 15g

丹参 15g　　　炒栀子 10g　　　　法半夏 9g　　　　怀牛膝 20g

天麻 10g　　　钩藤 10g　　　　　生地黄 15g　　　柴胡 10g

黄芩 10g　　　川芎 20g　　　　　生白术 15g　　　首乌藤 15g

白蒺藜 10g　　女贞子 10g　　　　墨旱莲 10g　　　茯神 15g

生杜仲 10g　　葛根 10g

功效

本方可作为原发性高血压的中医二线治疗方案，先单独使用， 1 个月内判断是否能够降压，并加强推拿、针刺或配合降压药，亦可以在服用西药降压药难以获得理想血压时配合降压，或服用降压药时使用本方辅助平稳血压波动。

用法

浸泡半小时以上，水煎 40min，两煎合并，早晚各 200～300ml。服药期间可以每天早晨检测并记录血压，三个月为一个周期，最好绘制出血压变化曲线，以决定往后的治疗。需要指出的是，本方降压尤需配合外治，以增强降压效果；中西医结合治疗时需要预防低血压，单独使用需每日监测血压，在医师指导下进行治疗。

方解

此方为小柴胡汤、二至丸、天麻钩藤饮、葛根汤四方合用。主要作用为调畅肝经、胆经、心经、肾经气机。补而不滞，畅而通达，药力沉潜。牡蛎、珍珠母、杜仲、怀牛膝、二至（女贞子、墨旱莲）生地巩固下焦，沉潜阳气；天麻、钩藤、豨莶草开通颈项郁堵；丹参、赤芍、川芎活血化瘀；柴胡、白术、半夏、栀子调和肝脾，稳定中州。本方围而不乱，调气有方向，引气有趋势，是一个典型的充满画面感的围治方。

参考外治

（1）最好配合一周一次的足部按摩，主要按揉足大趾下方趾根横级处的"降压点"。按揉足大趾下方颗粒、水疱、筋节等。

（2）针刺三阴交、太冲、悬钟等。

（3）于风府、风池刺络放血。

（4）艾灸足三里、神阙、涌泉、三阴交等。

（5）推拿后背脊柱两侧华佗夹脊穴郁堵点。

排邪反应

乏力，眩晕。

思考

原发性高血压是现代社会高发的慢性疾病，西医认为其发病机制非常复杂，多数原因不明，属于中医"眩晕"范畴。原发性高血压的发病原因复杂，主要有血管硬化、焦虑紧张、遗传因素等，并且在临床上应与继发性高血压相鉴别，如原发性醛固酮增多症、肾上腺肿瘤、嗜铬细胞瘤、肾动脉狭窄等。

根据我的临床所见和总结，高血压尤其是中青年原发性高血压，主要病机在于痰瘀湿浊、紧张焦虑情绪等邪气聚集于颈项以上，所以本方叫清项降压汤。早期的高血压我认为不需要终身服药，如果围治得当，是可以中医治愈的。

血管要清理，草药要吃，足部推拿也要加上，尤其是足趾、趾缝、掌趾结合部。因为中医是习惯运用矛盾的方法解决矛盾，最远处往往却是治病的最近处，既然我们把它定为了头项病，"头病治脚"即便不是第一考虑，也是要考虑进去的。另外建议患者定期进行疗养，很多人一到大自然或者名山大川，血压就不高了，头也不疼了；一回到城市，到处都弥漫焦虑的气氛，血压不由自主地又上来了。大自然有一种强大的治愈功能，随着人们生活方式不断改变，定期去山清水秀的地方呼吸负氧离子、放空情绪显得尤为重要。

近年来 40 岁以下的高血压患者，焦虑成为主要发病诱因之一，血管病变反而很少。面对高血压病的年轻化趋势，其实中医可以作为一线治疗方案，或者西医治疗时配合中医，这样有些人可能不必终身服药，更不会发展成难治性高血压。在病人群体中，老人其实是最听话的，老人认为自己吃药是应该的，因为老了，所以很听大夫的。很多年轻人因住房压力，很想攒钱，再就是认为自己不该吃药，身体很强壮，即便血压高了也不治疗；有的人虽然遵医嘱服用了降压药，但未解除焦虑之气聚集于颈项的根本病机，降压药越吃量越大，种类也越来越多，早早就控制不佳。但是最需要治疗的时候往往得不到及时的治疗。

另外，对智能手机的过度依赖可能也是原发性高血压过早发生的因素之一。尤其是处于生长发育关键时期的青少年，需要注意控制智能手机使用时间。过去中医将风、寒、暑、湿、燥、火列为"六淫"，现在第七淫已经浮现出来了，那就是"手机上瘾"。

案例

某男，40 岁，2018 年 3 月来诊。自述体检发现血压升高到 150/

90mmHg，无明显不适，着急时偶有一过性眩晕。舌红脉弦，苔腻。自述不愿终身服用降压药。故予高血压围治方调理 2 周，血压恢复到 125/85mmHg，建议其到专业机构按摩足底及背部，后经过按摩配合汤药治疗，血压基本控制在 120/80mmHg 左右。后坚持每周按摩一次，每年每个季度放下工作，外出度假放空一次，血压一直控制良好，未再服用药物。

脑梗死病围治方
——清蒙化痰汤

组成

厚朴 15g　　茯神 15g　　珍珠母 15g（先煎）　银杏叶 10g

柴胡 10g　　炒白术 10g　　黄芩 20g　　　　胆南星 10g

生地黄 20g　天麻 10g　　清半夏 9g　　　　生黄芪 20g

大血藤 10g　当归尾 10g　　桃仁 5g　　　　丹参 20g

葛根 20g　　川芎 20g　　赤芍 20g　　　　石菖蒲 10g

白蒺藜 9g

功效

本方可作为脑梗死恢复期的中医辅助治疗二线方案，也可以作为脑梗死后遗症的中医治疗基础二线方案。超急性期脑梗死禁用。

用法

浸泡半小时以上，水煎 40min，两煎合并。早晚各 200～300ml。须在医

师指导下使用。

方解

本方撷取了天麻钩藤饮、补阳还五汤、通窍活血汤中的六个围治军团，主要解决中医中风——中经络之痰浊、血热、血瘀、风动四大共证。方中茯神、胆南星、天麻、半夏、石菖蒲化痰开窍；厚朴、半夏、川芎行气降气；生地黄、黄芩凉血清热；赤芍、丹参、大血藤、银杏叶、葛根、桃仁活血通络；白蒺藜、天麻、珍珠母息风平肝；黄芪、当归尾养血行血。另酌加白术、柴胡调和肝脾，顾护正气。

系列方

腔隙性脑梗死围治方——清蒙活血汤

当归尾 15g	黄芩 10g	赤芍 20g	川芎 10g
丹参 20g	制没药 10g	制乳香 10g	红花 10g
桃仁 10g	天麻 15g	焦三仙各 10g	生牡蛎 30g（先煎）
珍珠母 30g（先煎）	夏枯草 15g	大血藤 15g	炙黄芪 30g
三七粉 6g（冲服）	法半夏 10g	炒白术 15g	生地黄 10g

参考外治

急性期可酌情考虑针刺手部十宣穴放血，慢性期根据病情决定外治方案，主要对受累肢体及对应经络采取相应针刺、艾灸、推拿等。

排邪反应

嗜睡，一过性眩晕。

思考

脑梗死是急性缺血性疾病。很多病人在初期失去了溶栓或者介入治疗的机会，留给中医治疗时往往是口眼歪斜、行动不便的后遗症，此时中医治疗不能畏首畏尾，应该尽快介入，才能取得较好预后。活血止血都可以用，但一定要活血为主但又不能脱离正气的统摄才能取得较好效果，不能妄加活血而不顾患者气血水平，所以在活血的同时要补气行气，还要注意结合影像学和实验室指标变化。腔隙性脑梗死病程发展较慢，治疗可以加大活血力量。如果在发病早期介入，很多患者不会留下后遗症或者只留下较轻的后遗症。本病作为一个急症，中医治疗要注意给西医溶栓治疗、手术治疗让路，争取更好预后。超急性期患者可以用安宫牛黄丸，一两周以内配合中医汤药或者针刺治疗都具有治疗价值。

本病的难点在于很多病人的"血分"都是处于很"脆"的状态，患者本身风痰比较重，血瘀也比较重，但血管的脆性也比较强，所以脑梗死的病人治疗不当又会面临脑出血的风险。因为脑梗死和脑出血都有共同的病理基础，就是脑之"血分"正气太薄弱了，基本被风痰血瘀所绑架，所以在组方上要把握好活血和止血的力道，还要兼顾化痰，重镇潜阳，既要大胆，又要心细，本围治方在治疗急性期时仅供参考，需要具体结合临床。腔隙性脑梗死本身也是老年常见疾病，在治疗上与急性期脑梗死略有不同，需结合老年人体质特点，兼顾顾护胃气。

案例

案例1

某女，41岁，2017年3月因急性脑梗死三天来诊。来时轮椅推入，嘴角歪斜。因家属拖延错过溶栓机会，予保守治疗。舌红、略歪，苔薄白，脉弦数。予清蒙化痰汤7日，二诊已经可以站立、行走，口眼歪斜好转大半，予汤药2周继续调理。三诊可以自行前往诊室，嘴歪已基本看不出来。后予断续调理三月余，面部恢复如初，行动自如。

案例 2

患者女，55 岁，因头晕，记忆力下降，行颅脑核磁发现腔隙性脑梗死，西医告知无特殊治疗。舌红，苔薄白，脉沉细。予清蒙活血汤 14 剂，二诊时头晕、记忆力下降均有好转。治疗一月余复查颅脑核磁，对比前片发现腔隙性脑梗死灶已经消失。

功能性子宫出血围治方
——未功汤

组成

煅牡蛎 30g（先煎）	桂枝 6g	生黄芪 20g	血余炭 10g
三七粉 3g（冲服）	党参 20g	茜草炭 10g	当归 10g
生山药 30g	白芍 15g	黄芩炭 10g	柴胡 6g
五味子 10g	酸枣仁 15g	炒白术 10g	侧柏炭 20g
盐杜仲 10g	白茅根 20g	白扁豆 20g	女贞子 10g
墨旱莲 10g	制山茱萸 10g	炮姜 10g	

功效

可以治疗经间期出血、经量过大等非器质性妇科疾病。 2 周为一疗程。

用法

浸泡半小时以上，水煎 40min，两煎合并。早晚各 200～300ml。请在医师指导下使用。

方解

本方是桂枝龙骨牡蛎汤、举元煎、四君子汤、小柴胡汤、二至丸五方合用。兼顾凉血止血、重镇潜阳、补脾摄血、疏肝补肾四大功效，涩而不滞，补而不堵。平和围治之中兼备崩漏治疗大法之塞流、澄源、复旧。因方药立意以暖脾固土为主，特重未土，未时（13点～15点）又为一日阳气从鼎盛渐衰之时，如妇人之围绝经期，虚热杂糅，变症纷纭，此方屡立奇功，故称未功汤。

系列方

子宫下垂围治方

煅牡蛎 30g(先煎)	肉桂 6g	生黄芪 30g	制山萸肉 10g
党参 20g	当归 10g	升麻 10g	桔梗 10g
生山药 30g	白芍 15g	黄芩炭 10g	柴胡 10g
五味子 10g	炒白术 10g	仙鹤草 30g	墨旱莲 10g
盐杜仲 10g	白茅根 20g	白扁豆 20g	女贞子 10g

参考外治

（1）推拿命门、八髎、三阴交、气海等。

（2）艾灸神阙、中极、气海、肾俞、八髎等。

（3）站桩。

排邪反应

一过性出血过多；月经排出血块；眩晕。

思考

功能性子宫出血（简称"功血"），现在多归于无器质性病变的异常子宫出血。西医认为本病是由于下丘脑-垂体-卵巢轴异常调节引起的神经、内分泌异常引发的非正常子宫出血，但非器质性病变。功血是妇科常见疾病，约占妇科门诊量的 10%，是女性成年后常见的疾病。虽然没有器质性病变，但往往伴有整个生殖系统功能紊乱，以及贫血、乏力、精神差、烦躁等症状。对身心健康有很大影响，甚至导致患者焦虑抑郁，严重贫血。

中医认为本病属于"崩漏"范畴，治疗中塞流、澄源、复旧三法互为前提，互相映衬，在此围治方中一并体现。需要提醒的一点是，这种病人的脉象很多是濡滑如油泥，此种脉象如果不是崩漏就是慢性腹泻，都是下焦寒湿引起的寒湿凝滞，伤气伤血，需要固涩，有是脉用此方非常合适，故而其脉象变化也可以作为评判疗效的标准之一。这也是我所见中医辨证中为数不多一脉象可以对应特定病种的脉象。

案例

某女，45 岁。2015 年 7 月来诊。月经量大，且淋漓不尽，中医诊断为"崩漏"，但疗效不佳，中度贫血，西医诊断为：异常子宫出血。建议切除子宫。患者乏力，贫血貌，睡眠差，便秘，心情不佳，易汗。舌胖有齿痕，苔薄白，脉濡滑。予末功汤治疗半月余，血常规已变为轻度贫血，血漏渐止，诸症皆有好转，后继续调治一月余，痊愈。

冠心病围治方
——冠心围治 1 号方、冠心围治 2 号方

组成

冠心围治 1 号方

桂枝 6g	瓜蒌 20g	薤白 10g	制远志 15g
柴胡 10g	丹参 15g	炒酸枣仁 30g	赤芍 15g
川芎 10g	延胡索 10g	麦冬 10g	茯神 15g
甘松 10g	银杏叶 10g		

冠心围治 2 号方

生黄芪 10g	川芎 15g	赤芍 15g	当归 15g
葛根 30g	薤白 10g	红曲 10g	银杏叶 10g
丹参 20g	生山楂 20g	瓜蒌 20g	冬凌草 10g
厚朴 6g	甘松 10g	红花 6g	桃仁 6g

功效

冠心围治 1 号方：改善冠心病心绞痛诸症，改善冠脉状态，延缓冠心病病程。也可以作为心血管神经症如心悸、胸闷、心前区疼痛、失眠等的中医

二线治疗方。服用 1 个月后可用心脏彩超、心电图、患者症状量表综合评估病情。

冠心围治 2 号方：主要改善动脉粥样硬化伴血脂异常，改善冠脉狭窄、硬化，提升供血能力。并可以改善因冠状动脉血管狭窄 75％以下引起的短暂性脑缺血发作（TIA）。也可以作为冠脉搭桥术后或支架植入术后康复治疗辅助二线方案。可以服用 1 个月后检查颈动脉彩超和血脂评估病情。

用法

浸泡半小时以上，水煎 40min，两煎合并。早晚各 200～300ml。须在医师指导下服用。

方解

冠心围治 1 号方主要来自仲景师之瓜蒌薤白桂枝汤合天王补心汤。冠心围治 2 号方主要来自瓜蒌薤白汤合桃红四物汤。前者强于养心，后者强于疏通血管。在临床可以根据病情单用或交替使用。以心悸为主症时可用 1 号方，以胸闷为主症时可用 2 号方。改善血管状态可以 2 号方为主，改善心功能可以 1 号方为主。 2 号方加三子养亲汤可很好地降血脂，尤其是强力降甘油三酯。

系列方

病毒性心肌炎围治方

桂枝 10g	瓜蒌 20g	薤白 10g	制远志 15g
柴胡 10g	丹参 15g	细辛 3g	赤芍 15g
川芎 10g	延胡索 10g	麦冬 10g	茯神 15g
甘松 10g	银杏叶 10g	金银花 30g	板蓝根 30g
琥珀粉 0.3g(冲服)			

降脂围治方

生黄芪 10g	川芎 15g	赤芍 15g	当归 15g
葛根 30g	薤白 10g	红曲 10g	银杏叶 10g
丹参 20g	生山楂 20g	瓜蒌 20g	冬凌草 10g
厚朴 6g	甘松 10g	红花 6g	桃仁 6g
莱菔子 10g	白芥子 5g	紫苏子 10g	

参考外治

（1）针刺膻中、内关、心俞；胸闷，可在左小指指甲外缘 0.2 寸处刺血。

（2）艾灸膻中、内关、心俞、膏肓及心经和心包经循行部位、双手无名指根部近小指侧及双手小指指甲外缘 0.2 寸。

（3）推拿部位同艾灸部位。

排邪反应

嗜睡、乏力。

思考

冠心病是最常见的中老年慢性疾病，近年也有年轻化的趋势。西医治疗冠心病主要为控制血脂、血糖、血压，营养心肌、改善供血以及对症治疗，等到有手术指征时进行手术。有些冠心病患者有很明显的心绞痛症状，且不容易纠正。

冠心围治 1 号方主要就是针对冠心病引起的心绞痛、心悸、胸闷等症状，在改变深层病机的基础上改善症状，也可延缓冠心病病程发展，避免手术患者过度年轻化，或在经皮冠状动脉介入治疗（PCI）术后用此方进行康复，避免再次狭窄。因为无论是冠心病心绞痛，还是术后再堵，我认为最主要的病机还在于两点：心气虚、心血瘀。这个围治方就是针对这两个病机设计的，所以很多患者服用一两剂药即可以改善症状。但要想从器质层面改变其病变的物理基础，需要长期服用围治2号方，同时监测血脂变化。

冠心病最好的围治是汤药配合艾灸，艾灸左侧心俞穴和膏肓穴，如果再加上针灸、推拿更是让中医围治冠心病如虎添翼。心脏在五脏中属阳脏，现在夏季空调盛行，对心脏是很大的损害。再就是晚睡对心脏很不好，因为心脏是个节律器官。很多人会有体验，过了子时的时间再睡，即便睡醒了也不解乏，并且容易发生心慌胸闷。其实夏日最美好的事情不是在空调房贪凉，而是常喝温水，微微出汗，让毛孔自由呼吸，感受太阳之气对心脏和督脉的摩挲与温煦。现代人普遍在不该中寒的季节中了寒邪。如果素体畏寒，平素多艾灸前后胸心脏投影区，对心脏是很好的保健。心脏不适的年轻人也可以长期服用以下食疗小方作为保健：红参粉3g、三七粉2g，冲服，两周为一疗程。

案例

案例1

某女，71岁，2019年7月来诊。自述冠心病病史20余年，近日行走百步即喘憋，夜间心慌、心悸，有时会从梦中惊醒。易自汗、盗汗，舌红少苔，脉结代。予冠心病围治1号方调理2周，2周后心慌、心悸好转，自汗、盗汗仍有，但程度比以前均有减轻。

案例2

某男，78岁，2016年12月初诊。颈动脉超声显示颈动脉硬化，堵塞达50%，心功能减退，有二尖瓣反流，EF55%。舌红，苔薄白，脉沉迟。动则喘憋，予冠心病围治2号方调理两周有好转，后予守方治疗三月余，心慌、气喘之症状好转，再次复查发现颈动脉硬化减轻，堵塞25%，二尖瓣反流已消失，EF69%。

案例 3

某男，55 岁，血脂异常多年，常规剂量服用阿托伐他汀，肝功能异常，服用外院辨证论治汤药血脂未见明显改善，服药前查血脂：总胆固醇 6.4mmol/L（↑），甘油三酯 2.2mmol/L（↑），低密度脂蛋白胆固醇 4.3mmol/L（↑）。服用降脂围治方三周后复查血脂：总胆固醇 5.13mmol/L，甘油三酯 1.53mmol/L，低密度脂蛋白胆固醇 3.51mmol/L。

病理性遗精围治方
——至味龙仙汤

组成

生牡蛎 30g（先煎）	桂枝 10g	白芍 15g	大枣 6g
柴胡 10g	黄芩 10g	生地黄 15g	熟地黄 20g
生山药 20g	泽兰 10g	牡丹皮 10g	茯苓 20g
山茱萸 15g	金樱子 15g	芡实 20g	女贞子 10g
墨旱莲 10g	茯神 15g		

功效

本方为纠正病理性遗精的中医二线方案，提高性能力，改善频繁手淫引起的遗精早泄、精神颓废、畏寒肢冷、困重乏力等。

用法

浸泡半小时以上，水煎 40min，两煎合并。早晚各 200～300ml。须在医师指导下使用。

方解

本方主要是二至丸、六味地黄丸、桂枝龙骨牡蛎汤、水陆二仙汤、小柴胡汤五方围治，故称至味龙仙汤。六味地黄丸与二至丸都是滋补肾阴的名方，但六味地黄丸强于补益，二至丸重在利用女贞子与墨旱莲的"二至"之气来交通心肾，交通阴阳，补益乙癸。水陆二仙强于收涩固摄，桂枝龙骨牡蛎汤强于重镇安神，也是仲景治疗失精的名方。小柴胡汤疏解胆经之郁热，对应过度手淫患者常见之不欲饮食、胸胁苦满、往来寒热诸证。也可以解除因阴精亏乏而致的烦郁。

参考外治

（1）站桩，静坐。
（2）针刺太溪、三阴交、命门、肾俞等。
（3）艾灸肾俞、八髎、关元、气海等。
（4）推拿会阴、关元、肾俞、命门。
（5）药物足浴。

附：固精足浴方

组成：川乌9g　草乌9g　吴茱萸9g　干姜9g　苦参9g　补骨脂9g　黄柏20g

用法：煎煮或袋装颗粒剂溶解水盆中，水温约40℃，泡脚30min，泡到后背微微发汗即止，泡后擦干可自行按摩足部。

排邪反应

异常梦境，乏力，嗜睡。

思考

遗精，这里主要指的是病理性遗精，病理性遗精与过度手淫有很大关系。

《景岳全书·遗精》云："梦遗精滑，总皆失精之病，虽其证有不同，而所致之本则一。"

精液是肾精的重要载体，中医理论中肾精的作用远超现代医学的认识。有些学者通过分析精液的成分，认为主要是蛋白质，只考虑其形而未考虑其气。目前青年人过度手淫导致了很多社会问题，令人痛心。

从中医的角度，如果把人体比作汽车，肾精不仅是人体的底盘，也是液压系统、减震系统、定位系统、钢板、铁架，甚至燃料。男性的精气是身体的"定海神针"，《西游记》中孙悟空的金箍棒就是肾精的隐喻。因为金箍棒来源于深海龙宫（海底轮即会阴），他把金箍棒平时藏于耳——肾开窍于耳。金箍棒可以大闹天宫，也可以护佑唐僧西天取经，这么宝贵的东西怎么可以随意对待？肾精与脑髓、气血同源并互补，也是男人卫气的重要来源。造人的原料，自然是很金贵的，不能过度挥霍，应注意惜精保精。五脏六腑的精气逸泄的过程就是快感，脾精逸泄靠美食，肺精逸泄靠香烟，肝精逸泄靠酒精，心精逸泄靠逸乐和美言，唯独肾精逸泄可以不依靠男女刺激，靠当今之流行文化，后患很多。人体精气有限，但欲望无限，所以很容易在外求中迷失。勿贪乐境，勿求其全，乃能延年。病理性遗精的诱因多由于过度手淫，这个病一定要戒除频繁手淫。过度的手淫是建立了快活的最短回路，快活林虽好，但它要命。一定不要迷恋这种自戕式人生奖赏机制，代价太大。人生，往往退一步，就是进一步。近年因为网络发达，门诊见很多成年已婚男性仍有沉溺于手淫而躲避真实房事，此类患者也可以用此方调摄。

我眼中的中医首先是一些道医祛除"三尸虫"的巫术，其次才是充满辨证思维的方法论，最后才是可以量化的科学。精气是人体的根本，也是延缓衰老的良药，如果两性相交，合理合度，也是能够补益身心的。但如果不加节制，则往往会毁坏肾精，导致肾气亏虚，下焦湿热或者湿毒凝聚，造成年纪轻轻灰头土脸，精神萎靡。因为人体的性活动是一个两极之间的互动，病理性遗精和手淫就像单极放电，对机器损耗很大，一定要节制有度。更反对多个性伴侣。与不洁之异性苟合，也类似于主动接毒，对肾经也会有很大损耗，以至于欲望逐渐炽盛——往往失精之人欲望反而是最强的。"男子失精，女子梦交"，男女是人类社会永恒的主题，"失精家"也是古代就有的疾病人群，我们用中医应对时还需告诫患者——男女之事，故事虽然经常精彩，代价可能很大，"慎重""珍惜"四字记心头，尤其手淫后注意半日内不喝凉水，避凉风，一日内不强力举重，青年男性一定切记之。

案例

某男，23岁，2017年4月来诊。自述因沉迷色情视频手淫过度，导致梦中频繁遗精，有时会出现隔日梦遗一次，并很难控制欲望。形销骨立，乏力失眠，畏风畏寒，畏惧出门，进食后消化很慢。与女友性交1～2min即射精，后逐渐勃起无力。舌胖，苔腻，脉沉尺弱。予至味龙仙汤2周，患者自述身体有很大改善，有自信出门，性交时间延长至3～4min，晨勃重现。二诊予前方加减。嘱戒除色情视频及手淫，性生活一周以上一次。予中医医理之健康宣教，加强体育锻炼。后微信述病理性遗精已恢复，现已恢复正常生活。

甲状腺功能异常围治方
——甲炎围治方、甲亢围治方

组成

甲炎围治方（桥本甲状腺炎及亚急性甲状腺炎）：

金银花 20g	马齿苋 20g	蒲公英 20g	墨旱莲 20g
莱菔子 20g	茯苓 15g	柴胡 10g	玄参 20g
黄芩 10g	苍术 15g	浙贝母 15g	清半夏 9g
怀牛膝 20g	丝瓜络 10g	昆布 6g	海藻 6g
生牡蛎 20g（先煎）	生地黄 10g	生薏苡仁 30g	甘松 10g

甲亢围治方

女贞子 20g	墨旱莲 20g	陈皮 12g	丝瓜络 5g
生黄芪 15g	浙贝母 20g	柴胡 15g	黄芩 10g
怀牛膝 20g	决明子 15g	白蒺藜 10g	生杜仲 10g
首乌藤 15g	海藻 6g	黄柏 20g	玄参 20g
生牡蛎 20g（先煎）	生地黄 15g	知母 20g	生薏苡仁 30g

功效

甲炎围治方可作为甲状腺功能亢进（简称"甲亢"）、桥本甲状腺炎、亚急性甲状腺炎的中医治疗二线方案。甲亢围治方既可作为甲亢的纯中医治疗方案，也可用于甲亢西药的辅助治疗，或作为甲亢稳定期的中医支持治疗二线方案。

用法

浸泡半小时以上，水煎 40min，两煎合并。早晚各 200～300ml。须在医师指导下使用。一般需要两周复查甲功五项（甲亢）或甲功七项（甲炎）评价疗效。

方解

甲亢围治方为海藻玉壶汤、二至丸、小柴胡汤、四妙丸四方合用。甲炎围治方类似于甲亢围治方，但重在抗炎，故加金银花、马齿苋、蒲公英。小剂量海藻、昆布、牡蛎既为软坚散结，也为药力之引药。

系列方

甲状腺结节围治方——甲炎围治方去金银花、马齿苋、蒲公英合白苦冬汤

白花蛇舌草 20g	苦参 20g	冬凌草 20g	墨旱莲 20g
莱菔子 20g	茯苓 15g	柴胡 10g	玄参 20g
黄芩 10g	苍术 15g	浙贝母 15g	清半夏 9g
怀牛膝 20g	丝瓜络 10g	昆布 6g	海藻 6g
生牡蛎 20g（先煎）	生地黄 10g	生薏苡仁 30g	甘松 10g
三七粉 3g（冲服）	乌梅 15g	生黄芪 15g	

参考外治

（1）足部按摩，主要按揉足大趾根部颗粒、筋节、痛点。

（2）针刺：甲亢针刺太冲、期门穴等；甲炎针刺水突、天突、内关、足三里等。

（3）艾灸：甲亢艾灸肝俞、太冲穴等；甲炎艾灸内关、风门等。

（4）刮痧：甲亢主要刮肝、胆经循行部位；甲炎主要刮心、心包经循行部位。

排邪反应

乏力、嗜睡、多梦。

思考

大部分甲状腺疾病，尤其是具有颈前肿大性质的甲状腺疾病，属于中医"瘿病"范畴。从中医思辨角度，甲亢、亚甲炎、桥本病乃至甲状腺结节都有一个共同的病机，即邪气郁毒堵塞颈前，导致甲状腺功能状态紊乱。甲状腺素聚集就是甲亢，毒聚集攻击甲状腺导致甲状腺功能损伤就是甲炎，毒素凝聚在甲状腺就是甲状腺结节乃至甲状腺癌。

甲状腺处于心脑之间。近年甲状腺疾病高发，和现代人普遍心浮气躁、焦虑紧张、心阴不足、心阳毒上冲有很大关系，因为甲状腺是全身第二情绪相关器官（第一是肝脏），也是心脑之间的"山海关"。如果心阳毒（烦躁焦虑等情绪）攻破了此关隘，就易发生眩晕甚至脑卒中或者脑瘤；如果攻不破"山海关"，或者甲状腺掌控力比较强，就郁结在了甲状腺，就很可能是甲炎、甲亢、甲状腺结节，甚至甲状腺癌。人们形容紧张时常说"心提到了嗓子眼"，说的其实就是甲状腺供血增加后的跳动感。最便宜的保护甲状腺的药，除了养静气的活动如站桩、静坐，还有低盐饮食。近日发现甲亢合并甲炎的案例有不少，此类患者可以在治疗甲亢的基础上酌加抗炎类药物。

案例

案例 1

某女，69 岁，初发甲亢。脾气急躁易怒。为尝试中医治疗来诊。舌尖红，脉细数。未有明显不适。治疗前查甲功：游离三碘甲状腺原氨酸 4.81pg/ml（↑），游离甲状腺素 1.41pg/ml，促甲状腺素＜0.008pg/ml（↓）；予甲亢围治方两周，服药两周后查甲功：游离三碘甲状腺原氨酸 2.77pg/ml（↑），游离甲状腺素 0.98（pg/ml），促甲状腺素 0.41pg/ml（↓），后又调摄两周后甲功恢复到正常范围，予精神开导，建议避免生气，两年后复诊自述未再发生甲功异常。

案例 2

某女，2018 年 6 月来诊，诊断为桥本病，舌红，苔薄白，脉弦、尺弱。甲功：游离三碘甲状腺原氨酸 2.61pg/ml，游离甲状腺素 0.73pg/ml（↓），促甲状腺素：8.95ng/dl（↑），抗甲状腺球蛋白抗体 56.7U/ml，抗甲状腺过氧化物酶抗体＞1300U/ml（↑）。服甲炎围治方 2 周后查甲功：游离三碘甲状腺原氨酸 2.88pg/ml，游离甲状腺素 0.84pg/ml（↓），促甲状腺素 6.28ng/dl（↑），抗甲状腺球蛋白抗体 52.3U/ml，抗甲状腺过氧化物酶抗体＞1300U/ml（↑）。

慢性疲劳综合征和失眠围治方
——五蕴消炽汤

组成

柴胡 10g   黄芩 10g   法半夏 9g   女贞子 10g

墨旱莲 10g   丹参 10g   生白术 15g   茯苓 15g

赤芍 15g   菟丝子 15g   生黄芪 15g   党参 10g

生薏苡仁 30g   蒲公英 15g

功效

本方可作为慢性疲劳综合征、轻度失眠以及轻度焦虑、抑郁的中医治疗方案。

用法

浸泡半小时以上，水煎 40min，两煎合并。早晚各 200～300ml。须在医师指导下使用。

方解

本方就是小柴胡汤、二至丸、四君子汤三方合用围治，对于慢性疲劳综合征常见的乏力、无名烦躁、睡眠轻度障碍，轻度焦虑抑郁，都有很好的效果。方中柴胡可以解热镇痛；黄芩、蒲公英可以消炎；半夏、茯苓可以化痰；党参、黄芪、白术、菟丝子可以调节免疫功能；赤芍、丹参可以改善微循环；薏苡仁可以调节肠道菌群；女贞子、墨旱莲既滋补肝肾，也可以交通心肾，安眠助眠。

系列方

失眠围治方——五蕴消炽汤去蒲公英加酸枣仁、黄连、肉桂

柴胡 10g	黄芩 10g	法半夏 9g	女贞子 10g
墨旱莲 10g	丹参 10g	生白术 15g	茯苓 15g
赤芍 15g	菟丝子 15g	生黄芪 15g	党参 10g
生薏苡仁 30g	黄连 3g	肉桂 3g	酸枣仁 30g

参考外治

（1）足部按摩、后背按摩、腹部按摩。

（2）针刺足三里、三阴交、合谷、太冲等。

（3）艾灸后背膀胱经。

（4）中药足浴。

（5）八段锦、五禽戏、太极拳、瑜伽等。

附：慢性疲劳围治足浴方

组成：川乌 9g　草乌 9g　吴茱萸 9g　干姜 9g　苦参 9g　首乌藤 9g　蒲公英 9g

用法：煎煮或袋装颗粒剂溶解水盆中，水温约 40℃，泡脚 30min，泡到后背微微发汗即止，泡后擦干可自行按摩足部。

主治：慢性疲劳、失眠多梦、上热下寒等。

排邪反应

嗜睡，短期服药后或更加乏力，但随着治疗会逐步好转。

思考

慢性疲劳综合征是一种临床常见的慢性病理性疲劳症，美国疾病控制与预防中心于 1988 年正式提出该病名。慢性疲劳综合征以严重疲劳、睡眠不佳、肌肉疼痛、记忆力下降、低热、免疫功能低下等为主要临床表现，常在劳累后症状加重，休息后无法缓解，长期反复性疲劳严重影响患者的生活质量。随着社会压力增大，发病率有逐渐增高的趋势。

本病的主要原因还在于睡眠质量差，身体在较差睡眠状态中得不到很好的休息，所以我在设计本方的时候重在增加助眠安神的作用。我有一个师兄曾说："当你不知道该用什么方的时候，就应该想到小柴胡汤。"这句话虽是一句笑话，但也说明小柴胡汤方证在当今时代具有很强的证候聚集性。本方以小柴胡汤为底方，另有女贞子、墨旱莲作为滋养心神，交通心肾，补益肝肾。另有黄芪、党参补气，菟丝子补肾阳，蒲公英解除热毒。有补，有疏，有活血，有安神，有清虚热，可以很快让元神恢复本位，让慢性疲劳逐步得到纠正。

《般若波罗蜜多心经》云："观自在菩萨，行深般若波罗蜜多时，照见五蕴皆空，度一切苦厄。"佛家认为五蕴即色、受、想、行、识，为人生苦乐之假象聚合，除了第一个色蕴外，其余均为精神层面的"假合"。我们这个时代物质过于强大，挑拨得精神火焰过于炽烈，很多人的精神呈现"阳强阴弱"而身体呈现"阴盛阳衰"的格局，故本方命名为"五蕴消炽汤"，希望在改变个体格局上用围治进行一些尝试。

案例

案例 1

某男，39 岁，2018 年 3 月来诊。患者自述乏力，体检未见异常。睡眠质量一般，如果第二天有事情，则当晚必定入睡困难，呈轻度焦虑状态。舌红，苔腻，脉略弦数。予慢性疲劳围治方调理两周，二诊述自己的睡眠有很大改善，精力也比以前充沛很多。但仍有脚掌酸胀，嘱其再调理两周，并多做足、背部按摩。后回访身体有很大好转。

案例 2

某女，41 岁，2015 年 3 月来诊。患者睡眠困难多年，睡眠轻浅，遇声响易惊醒，难以入睡。舌红，舌胖有齿痕，苔薄白，脉沉。予睡眠障碍围治方调理 1 周即有很好效果。但停药后仍有反复，总体比前好转。继续调治两周后嘱患者家中备一些此方，如遇到压力大、睡眠较差时可以服用。一年后再见，患者自述精神状态、身体状态均比以前有很大改善。

产后宫内残留物围治方
——清胞汤

组成

艾叶炭 10g　　生黄芪 30g　　益母草 10g　　生白术 10g

当归 20g　　　蒲公英 20g　　煅牡蛎 30g（先煎）　茜草炭 20g

党参 10g　　　南沙参 20g　　冬凌草 20g　　白花蛇舌草 20g

苦参 20g　　　乌梅 20g　　　炮姜炭 10g　　三七粉 3g（冲服）

功效

治疗产后或小产后宫内残留物，拟行清宫手术前，可以先用此方两周，帮助排出宫内残留物，或可避免手术。

用法

浸泡半小时以上，水煎 40min，两煎合并。早晚各 200～300ml。须在医师指导下使用。一般服用两周后可复查 B 超观察疗效。

方解

本方为固冲汤与白苦冬汤合用治疗非癌性疾病的尝试。有补益，有固冲，有活血，有散瘀，有解毒。加意五方而围治，固真气而散邪瘀之气，邪散自然形散。平和之剂有时可取得手术达不到之疗效。

参考外治

（1）艾灸子宫、肾俞、命门等。
（2）腹部按摩，按摩背部肾俞、肝俞、脾俞、八髎等。

排邪反应

排出血块或者病理性组织，乏力嗜睡。

思考

本病属产后常见疾病，不危及生命，但会给患者造成一定困扰，多次清宫手术不但会给女性身心带来负面影响，还会增加经济负担。北京大学第三医院妇产科是国家妇产疾病临床医学研究中心，中医科在院内可以接触到大量的此类会诊。

本病的治疗是在长期与西医科室共同讨论病情的基础上逐步形成的中医治疗方案，为中西医结合治疗孕产常见疾病提供了一种思路与尝试。中医临床对本病多用生化汤加减，我们在前期治疗中发现有些出血量较多的患者，服用生化汤后会出现出血增多，妇科大夫把病人交给中医，我们一定要首先在安全的基础上寻找有效，故拟化裁一种平和而有效的方剂，故在长期实践中逐步摸索出此清胞汤，使用多例皆有很好疗效。本方在白苦冬汤的基础上开创了治疗非癌性疾病的新路，其对妇科激素水平的调控作用也值得探讨。

案例

案例 1

患者剖宫产术后，宫内异常回声，子宫异常出血。产妇为避免外科手术停母乳对孩子不利而寻求中医保守治疗。舌红，脉沉细，苔微腻。前 3 周采用养血止血之法，仅仅子宫异常出血减少，但肿物一直未消，效果不太明显。后予以清胞汤，1 周后肿物消失，让产妇避免了手术。

案例 2

某女，36 岁。因产后发热，宫内残留物，在产科拟行手术。患者与产科主任商量是否能够保守治疗，故求中医会诊。西医检查未见病情相关明显异常，舌红苔腻，脉濡滑、略数。先予清安汤 3 剂。患者发热好转，但仍有午后低热。考虑患者希望避免手术，能够消除宫内残留物，二诊给予两种汤剂——上午服用宫内残留物围治方，中午与晚上服用清安汤。7 日后患者宫内残留物消失，发热痊愈，顺利出院。

带状疱疹围治方
——带疱解毒汤

组成

柴胡 10g   黄芩 10g   法半夏 9g   女贞子 10g

墨旱莲 10g   生薏苡仁 30g   生白术 15g   赤芍 15g

菟丝子 15g   党参 10g   板蓝根 30g   泽兰 15g

龙胆 6g   丝瓜络 10g   丹参 15g   连翘 20g

茯苓 20g   生黄芪 15g   红花 10g   金银花 20g

炙甘草 6g

功效

本方可作为带状疱疹及带状疱疹后遗症的中医二线治疗方，也可以作为带状疱疹西医治疗的辅助治疗。

用法

浸泡半小时以上，水煎 40min，两煎合并。早晚各 200～300ml。须在医

师指导下使用。一般 4 周为一疗程。

方解

本方是龙胆泻肝汤、小柴胡汤、银翘散三方合用加减而成。带状疱疹主要因免疫力低下，水痘-带状疱疹病毒影响神经和皮肤引起。中医认为本病属于身体阴阳不平衡，主要是肝经有郁热、湿热，致使身体无法抵抗和排泄病邪。如询问病史患者一般都有情绪急躁、焦虑、悲伤等情志诱因。现代实验研究发现板蓝根、连翘、金银花具有广谱抗病毒的作用，这些又是龙胆泻肝汤里没有的，另外提高免疫力也需要补肾，所以四君子、二至（女贞子、墨旱莲）加菟丝子也是龙胆泻肝汤里没有的。

系列方

面神经炎围治方——带疱解毒汤加白附子、天麻

柴胡 10g	黄芩 10g	法半夏 9g	女贞子 10g
墨旱莲 10g	生薏苡仁 30g	生白术 15g	赤芍 15g
菟丝子 15g	党参 10g	板蓝根 30g	泽兰 15g
龙胆 6g	丝瓜络 10g	丹参 15g	连翘 20g
茯苓 20g	生黄芪 15g	红花 10g	金银花 20g
白附子 10g	天麻 10g		

参考外治

（1）针刺肝俞、胆俞、三阴交、足三里。

（2）阿是穴、带状疱疹处刺络放血。

（3）药物外敷。

排邪反应

食欲下降，乏力，一过性腹泻。

思考

目前可搜索到的龙胆泻肝汤治疗带状疱疹的相关文献大约有四五百篇，有些是单方使用，有些是配合外治，有些是配合西医，有些是配合其他方剂，其实就是围治。其中最早的文献是 1965 年发表在《江苏中医》上的"治愈一例缠腰火丹"，真正意义上的有临床统计的文章是发表于 1980 年的"中医药治愈带状疱疹 48 例介绍"，此后相关临床研究不胜枚举。

我也曾经用龙胆泻肝汤单方治疗过带状疱疹，有些效果很好，有些效果一般，但总归比不用中药要强。可见此方是抓住了大部分病人的病机——肝胆湿热，肝胆虚热。因为医院的大部分内科诊室没有外治的条件，如何能够获得稳定确定的疗效，我想到了围治。就带状疱疹的病机来说，我们不能单纯认为带状疱疹是火毒炽盛、肝胆湿热，本病还有体虚、免疫力低下作为基础，故在治疗中加健脾补肾之白术、茯苓、菟丝子、党参等。另外，既然现代医学已经明确告诉我们病因是病毒，我们就要大胆地抗病毒，金银花、板蓝根、连翘均用到足量，配合西医抗病毒、营养神经治疗，很多一周见效，两周病愈，预后极好，与西医治疗配合，早期纯中医治疗基本未见有留存后遗症患者。当代中医不必妄自菲薄，在某些层面上我们借助科技手段比古人看得更多、更深。泽泻、何首乌有肾毒性，所以我们用泽兰代替泽泻，二至代替何首乌，治病多年从未出现过肝肾损伤。

案例

某女，56 岁，左胸部带状疱疹，疼痛难忍，夜间为甚。皮肤科给予抗病毒及营养神经药物，自觉缓解不大，寻求中西医结合治疗来诊。舌红苔黄腻，脉沉迟。予带疱解毒汤 2 周，配合西医治疗，2 周后复诊，疱疹已基本消退，服药后第二周疼痛已经好转，皮下有阵发性隐痛。守方再予 1 周巩固疗效，3 个月后再来门诊看其他疾病告知其早已痊愈，随访无后遗症。

感冒围治方
——三君防金汤

组成

白术 10g   茯苓 10g   防风 10g   金银花 15g

板蓝根 30g   桔梗 10g   牛蒡子 10g   鱼腥草 20g

蒲公英 20g   木蝴蝶 6g   浙贝母 10g   炒杏仁 10g

连翘 15g   辛夷 10g   甘草 10g

功效

本方可作为感冒初期的中医二线治疗方案，症状消失后可以再巩固两天。也可以作为预防感冒的中医治疗方案，用量可减半。

用法

浸泡半小时以上，水煎 20min，两煎合并。早晚各 200～300ml。须在医师指导下使用。60 岁以上的老人，可加太子参 10g 以补气并缓和药性，预防使用减半服用。

方解

本方是由银翘散、四君子汤加减而成。此类药方很多成方已经开发为成药，如连花清瘟胶囊、金花清感颗粒、感冒清热颗粒，本方的特点在于加入四君子汤之白术、茯苓、甘草三君健脾，提升自身免疫力，培土生金，巩固中州，补益肺脾之气，预防疾病传变入肺，故命名为"三君防金汤"。

参考外治

（1）足浴泡脚。

（2）在大椎、少商、风池刺络放血。

（3）在大椎、风池、风府、背部两侧夹脊穴刮痧。

附：感冒围治泡脚方

组成：川乌 15g 草乌 15g 吴茱萸 9g 炮姜 9g 生麻黄 9g 藿香 9g 苦参 9g

用法：将中药煎煮 30min 或将袋装颗粒剂溶解于水盆中，水温约 40℃，泡脚 30min，泡到后背微微发汗即止，泡后擦干可自行按摩，不用冲洗。

排邪反应

出汗，咳出痰涎。

思考

感冒病情变化迅速，如处理不当可迅速传变，损伤肺脏、心脏、肾脏等器官，很多患者在等待其自然病程结束的过程中，发展为慢性支气管炎、肺炎、心肌炎、急性肾炎、脑炎等。

此方是笔者在西苑医院跟随导师杨宇飞教授出诊时根据其思路总结化裁所得。杨师自己有个专门针对肿瘤患者的感冒方，但发现对很多普通人也有很好的效果。此后家人感冒，无论风寒、风热感冒，屡用屡效。其方配伍合理，清热、抗病毒药物为君药军团，化痰药物军团为肺经引经之药。糅合小柴胡汤、银翘散、四君子汤，制病于初发端倪，也属于以中医治疗最平凡之思路，最平和之药，治最常见之病，取非凡之效。突破了风寒风热辨证，从抗病毒、化痰、提高免疫力入手治疗感冒。本方的特别之处在于运用了四君子里的三君——白术、茯苓、甘草。因为当今之成人感冒多夹虚，虽然四君子之调和让本来药力专一的银翘散变得温暾，但也避免了苦寒伤正，暗合当今人体质之虚多。

案例

本人在一次出诊后，感觉头重，乏力，咽喉开始轻度肿痛。舌红，苔白。到晚 22∶00 已经有些低热，约 37.5℃。第二天流涕、咳嗽、后背畏寒，感觉有些流感早期症状，赶紧开具三君防金汤 3 剂，下午熬好药后顿服 200ml，晚上又服 200ml，当天体温即恢复正常。第二天咳嗽、咽痛已消失。后忘记服药，第三天又有低热、咽痛，将剩余两剂药服尽后再无任何症状。

痛经围治方
——娥兔益宫汤

组成

莪术 10g   菟丝子 15g   益母草 10g   蒲公英 15g

女贞子 10g   茯苓 15g   生山药 20g   红花 10g

香附 10g   柴胡 10g   炒白术 15g   延胡索 10g

生薏苡仁 30g   小茴香 10g   制山茱萸 10g   鸡血藤 20g

当归 15g   白芍 15g   熟地黄 20g   肉桂 10g

功效

本方可作为痛经、月经量过少、月经推迟的中医二线治疗方案。

用法

浸泡半小时以上，水煎 40min，两煎合并。早晚各 200～300ml。须在医师指导下使用。

方解

益母草、红花、白芍、当归调节气血；莪术、鸡血藤、红花、延胡索活血散瘀止痛；白术、山药、菟丝子、山茱萸、熟地黄补益脾肾；柴胡、香附调节肝气；茯苓、薏苡仁健脾化湿；蒲公英消炎止痛；肉桂、小茴香暖宫。本方抓住了大部分痛经患者宫寒血瘀、肝郁气滞的主要病机予以调治，取得了很好的效果。

系列方

子宫肌瘤围治方——娥兔益宫汤去蒲公英、莪术合白苦冬汤

冬凌草 15g	菟丝子 15g	益母草 10g	白花蛇舌草 15g
女贞子 10g	茯苓 15g	生山药 20g	红花 10g
香附 10g	柴胡 10g	炒白术 15g	延胡索 10g
生薏苡仁 30g	小茴香 10g	制山茱萸 10g	鸡血藤 20g
当归 15g	白芍 15g	熟地黄 20g	肉桂 10g
苦参 15g	三七粉 3g（冲服）	乌梅 20g	

月经迟发或稀发型多囊卵巢综合征围治方——娥兔益宫汤去小茴香加冬凌草、淫羊藿、仙茅、黑附子、炙鳖甲、鹿角霜

莪术 10g	菟丝子 15g	益母草 10g	蒲公英 15g
女贞子 10g	茯苓 15g	生山药 20g	红花 10g
香附 10g	柴胡 10g	炒白术 15g	延胡索 10g
生薏苡仁 30g	仙茅 9g	制山茱萸 10g	鸡血藤 20g
当归 15g	白芍 15g	熟地黄 20g	肉桂 10g
冬凌草 15g	淫羊藿 10g	黑附子 10g（先煎）	炙鳖甲 20g（先煎）
鹿角霜 15g（先煎）			

卵巢囊肿围治方——月经迟发或稀发型多囊卵巢综合征围治方去莪术、蒲公英合白苦冬汤

白花蛇舌草 15g　　菟丝子 15g　　　益母草 10g　　　苦参 15g

女贞子 10g　　　　茯苓 15g　　　　生山药 20g　　　红花 10g

香附 10g　　　　　柴胡 10g　　　　炒白术 15g　　　延胡索 10g

生薏苡仁 30g　　　仙茅 9g　　　　　制山茱萸 10g　　鸡血藤 20g

当归 15g　　　　　白芍 15g　　　　熟地黄 20g　　　肉桂 10g

冬凌草 15g　　　　淫羊藿 10g　　　黑附子 10g（先煎）　炙鳖甲 20g（先煎）

鹿角霜 15g（先煎）

参考外治

（1）针刺八髎、地机、带脉、归来等。

（2）艾灸子宫、八髎、天枢、神阙等。

（3）推拿腹部、华佗夹脊、八髎、关元、肝俞等。

（4）暖宫足浴。

（5）暖宫药袋外敷。

附：暖宫围治足浴围治方

组成：川乌 9g　草乌 9g　吴茱萸 9g　干姜 9g　苦参 9g　生艾叶 9g　益母草 9g

用法：煎煮或袋装颗粒剂溶解水盆中，水温约 40℃，泡脚 30min，泡到后背微微发汗即止，泡后擦干可自行按摩，不用冲洗。

主治：手足寒冷，小腹冷痛，痛经、多囊卵巢综合征等。

禁忌：早孕及手足破溃者禁用。

排邪反应

月经排出较多血块，经量过大或过小，或月经周期一过性提前或错后。

思考

痛经虽然不是重大慢性疾病，但很大程度上影响女性生活质量。很多女性在经期很难工作，需要休息，甚至需要止痛片。所有的现象背后都会有本质，痛经虽为小病，但涵盖虚、瘀、寒、毒、滞、湿、火等病机，涉及津液、气血、脏腑、情志等因素，不是简单的对症治疗能够解决的，中医围治方案就在此取得了很好的疗效。

中医在子宫肌瘤进入手术指征之前其实有很长一段时间都有机会干预，如果治疗得当，很多人可避免手术。本方为很多畏惧手术，或手术后仍复发的子宫肌瘤患者提供了中医保守治疗机会。

多囊卵巢综合征虽然为西医难治之疾病，其背后与痛经有共同的病理基础，只不过多囊卵巢综合征更具有时代特征，是近岁人饮食之毒、情志压力、女性独立意识增强、女性男性化、作息黑白颠倒、任脉郁毒而出现的病理结果。任脉是形成月经节律的重要接收器，如果食毒、情绪之毒、不良生活方式破坏了任脉的功能和自然周期规律，则会导致人体与自然节律无法感应，形成多囊卵巢综合征。多囊卵巢综合征的根本病机是下元元气不足，宫内微循环障碍，任脉淤堵不通，故通过活血补肾暖宫治疗取得了很好的效果，如果配合针刺、艾灸更是不难治愈的疾病。其实多囊卵巢综合征的围治应该更多在激素治疗前，给中医一个治疗的机会。

案例

某女，29 岁，痛经多年，妇科彩超发现卵巢多囊样改变。月经迟发，稀发，3～5 个月一至。双手臂多毛，结婚 2 年仍未怀孕。舌红，苔微腻，脉弦略滑。月经前期需暖水袋护腹部，需服用布洛芬止痛。服用乌鸡白凤丸、益母草颗粒等仍很难顺畅排出，痛经亦难纾解。予多囊卵巢围治方调摄三月余，复查妇科彩超卵巢多囊样改变消失，又过两个月报已怀孕，现已顺利分娩，女儿 2 岁。产后痛经也消失。

急性乳腺炎围治方
——金慈汤

组成

金银花 20g 山慈菇 15g 黄芩 10g 连翘 20g

浙贝母 20g 路路通 10g 生地黄 20g 乳香 10g

党参 10g 当归 15g 没药 10g 天花粉 20g

柴胡 15g 皂角刺 15g

功效

本方可作为急性乳腺炎的中医二线治疗方案。

用法

浸泡半小时以上，水煎 40min，两煎合并。早晚各 200～300ml。须在医师指导下使用。

方解

金银花、黄芩、连翘解毒，为第一围治军团；天花粉、山慈菇、皂角刺、浙贝母消肿排脓，为第二围治军团；乳香、没药、路路通活血通络，为第三围治军团；柴胡、生地黄解热镇痛，为第四围治军团；当归、党参补气补血以助药力，为第五围治军团，五方合力，合力围治。

系列方

急性乳腺炎并发热围治方——金慈汤加生石膏、芦根

金银花 20g	山慈菇 15g	黄芩 10g	连翘 20g
浙贝母 20g	路路通 10g	生地黄 20g	乳香 10g
党参 10g	当归 15g	没药 10g	天花粉 20g
柴胡 15g	皂角刺 15g	生石膏 20g（先煎）	芦根 20g

参考外治

芒硝 10g 温水溶化后，用纱布蘸取外敷患处。

排邪反应

排气，腹泻。

思考

乳腺炎为产后哺乳期妇女的常见病，多伴随发热，乳房红肿热痛，抗生素治疗或者外科手术治疗比较常见，但也有很多抗生素治疗无效的案例，常夹杂变证，成为产后一劫。本病给产妇造成很多痛苦，并且也是小儿过早停止母乳喂养的主要原因。早期用中医治疗效果很好，可能避免手术，有些一周内即可痊愈，而且还不影响哺乳，后期如果伴随发热，可以加生石膏15～30g、芦根15～30g加强泄热之力，很多也能在一两天内退热。如此价廉效宏的小方应该被大家广为认识。

案例

某女，34岁，2019年4月因左乳红肿热痛来诊。远程诊疗见舌边红，苔厚。予急性乳腺炎并发热围治方，当晚发热即退，告知不必特意停哺乳。服药3日后，乳房红肿热痛已基本消失，嘱再服3剂巩固疗效，并配合芒硝外敷。纯中医治疗6天痊愈。

慢性鼻炎围治方
——启囟汤

组成

生薏苡仁 15g   黄芩 10g   鹅不食草 10g   苍耳子 10g

苍术 10g   干姜 10g   藿香 10g   辛夷 10g

苦杏仁 10g   冬瓜子 20g   桔梗 10g   防风 10g

桂枝 5g   细辛 3g   芦根 15g   鱼腥草 20g

功效

本方可作为慢性鼻炎尤其是单纯性慢性鼻炎的预防性治疗和慢性鼻炎的二线纯中医治疗方案。

用法

浸泡半小时以上，水煎 40min，两煎合并。早晚各 200～300ml。须在医师指导下使用。2 周为一疗程，可复查肝肾功能。苍耳子有小毒，一般不需久服。

方解

慢性鼻炎治疗重在化痰、通窍、化湿。本方所用芳香开窍之鹅不食草、苍耳子、苍术、藿香、辛夷、杏仁都立意于一个"启"字，另有化痰化湿之薏苡仁、桔梗、冬瓜子，清热解毒之黄芩、鱼腥草，另有温督壮阳之桂枝、细辛、干姜。三队围治军团，化湿化浊，共启鼻窍，通达上窍。

系列方

鼻窦炎围治方——启囟汤加川芎、浙贝母 、连翘

生薏苡仁 15g	黄芩 10g	鹅不食草 10g	苍耳子 10g
苍术 10g	干姜 10g	藿香 10g	辛夷 10g
苦杏仁 10g	冬瓜子 20g	桔梗 10g	防风 10g
桂枝 5g	细辛 3g	芦根 15g	鱼腥草 20g
川芎 20g	浙贝母 20g	连翘 20g	

过敏性鼻炎围治方——启囟汤加祝氏过敏煎

生薏苡仁 15g	黄芩 10g	鹅不食草 10g	苍耳子 10g
苍术 10g	干姜 10g	藿香 10g	辛夷 10g
苦杏仁 10g	冬瓜子 20g	桔梗 10g	防风 10g
桂枝 5g	细辛 3g	芦根 15g	鱼腥草 20g
五味子 20g	乌梅 20g	银柴胡 10g	

鼻息肉围治方——启囟汤去鱼腥草加白苦冬汤

生薏苡仁 15g	藿香 10g	鹅不食草 10g	苦杏仁 10g
苍术 10g	佩兰 10g	辛夷 10g	苍耳子 10g
冬瓜子 20g	桔梗 10g	黄芩 10g	防风 10g
桂枝 5g	细辛 3g	芦根 15g	白花蛇舌草 15g
苦参 15g	冬凌草 15g	乌梅 15g	

参考外治

（1）针刺迎香、合谷、攒竹、鼻通等。

（2）艾灸肺俞、大椎、足三里等。

（3）耳穴取内鼻、外鼻、神门、肺、气管、风溪等。

（4）在肺俞、脾俞处拔罐或推拿。

（5）中药洗鼻。

附：中药洗鼻方

组成：生黄芪5g　苦参10g　白花蛇舌草10g　菊花5g　蒲公英10g 鱼腥草10g　白芷10g

用法：将中药水煎30min，凉后洗鼻，每日一次。

排邪反应

排痰，鼻涕增多，一过性头晕。

思考

慢性鼻炎、鼻窦炎不仅仅是鼻部疾患，很可能与督脉不通有很大关系。因为鼻子直接连通颅脑，也是督脉与任脉交会的倒数第二站，在五官中独立中央，与阳气有很直接的关系。根据中医治疗中"最远的位置往往是最近的治疗路径"的原则，很多颅脑、前额、鼻子的疾病都可以通过调督脉进行治疗。比如有时做按摩或者做艾灸，把后背堵点做通的时候鼻子瞬间也就通了。这就是鼻炎的另一个治疗要点，要通督温阳开窍。其实鼻子就像人体的烟囱口，通烟道（化痰、化湿）固然重要，但也要温通任督，通阳壮气，炉子里的火旺了，才能把烟道的堵塞冲开。

小小鼻炎，牵动全身，治疗不能只苦寒消炎，还需温补兼顾通阳气。这是我设计此围方的思路。

案例

　　某女，34 岁，患过敏性鼻炎多年。一诊舌红脉细，苔腻，有齿痕。每年春秋两季，虽已加强防护，仍然鼻塞、头痛、流涕，痛苦异常，予启囟汤治疗 2 周，症状有很大好转。后又配合艾灸温督壮阳，症状好转，来年仅患轻度过敏，后有断续调摄，现已痊愈。

高尿酸血症围治方
——四高汤

组成

土茯苓 15g	当归 15g	黄柏 10g	金银花 15g
甘草 10g	苍术 10g	生薏苡仁 30g	怀牛膝 20g
桑寄生 15g	独活 10g	秦艽 10g	杜仲 10g
桃仁 10g	红花 10g	赤芍 10g	川芎 10g

功效

本方可作为高尿酸血症的中医二线治疗方，也可以作为西医降尿酸辅助用药，对尿酸控制不佳或者难治性高尿酸血症有辅助治疗作用。

用法

浸泡半小时以上，水煎 40min，两煎合并。早晚各 200～300ml。须在医师指导下使用。

方解

本方为独活寄生汤合四妙勇安汤、四妙丸、血府逐瘀汤加减。因四妙丸、四妙勇安汤均含"四"字，且高尿酸血症近岁又被称为"三高"之外的第四高，故名之为四高汤。

系列方

痛风性关节炎——四高汤加忍冬藤、大血藤、玄参

土茯苓 15g	当归 15g	黄柏 10g	金银花 15g
甘草 10g	苍术 10g	生薏苡仁 30g	怀牛膝 20g
桑寄生 15g	独活 10g	秦艽 10g	杜仲 10g
桃仁 10g	红花 10g	赤芍 10g	川芎 10g
忍冬藤 30g	大血藤 30g	玄参 20g	

参考外治

（1）药物外敷。

（2）阿是穴痛点三棱针点刺放血。

（3）针刺足三里、复溜、阴陵泉等。

附：痛风性关节炎外治敷药

组成：生大黄 10g　制乳香 30g　制没药 30g　生栀子 30g　红花 30g　冰片 10g　土茯苓 30g　透骨草 30g

用法：打粉醋调外敷，外裹保鲜膜保湿，一日一次，一次 1 小时。

排邪反应

腹泻，乏力。

思考

高尿酸血症属于代谢异常"四高"之一（还有一种说法第四高是"高同型半胱氨酸血症"），属于现代社会饮食习惯转换过程中"节俭基因"遭遇高嘌呤饮食诱发的常见疾病。与高血糖、高血脂、高血压的病机不同，高嘌呤饮食为其基础，另有脾虚湿滞的体质，尿酸多沉积于足部或身体下部，属于"湿邪"范畴。

代谢障碍有很多共性，那就是食毒壅滞、肝脾血瘀、脾虚运化不良。但同样是肥甘厚味饮食，为何有些人变成痛风，有些人变成高血压，有些人变成糖尿病，有些人变成高脂血症，有些四者都有？我分析原因就在于脾虚不固、中气不足的大概率会变成高血糖；脾虚不甚但夹湿热，且肺阴不足的容易变成高尿酸血症；血瘀夹痰瘀的易于变为高脂血症；上盛下虚、肝阳上亢的容易变为原发性高血压，膜原堵塞的容易变为难治性高血压。临床上还是以诸病兼有为主，所以两高、三高或四高在当今社会都不少。

饮食和运动是基础，都很重要。我的高水平球友也有患痛风的，按道理经常运动的不应该有血瘀，后来询问是因为他们喜欢吃夜宵，喝凉啤酒吃海鲜，可见仅仅靠运动增强代谢也是不够的，一些生活方式也需要改变。早期尿酸升高可以积极选择中医治疗，监测血尿酸，不要等到关节受损再寻求治疗，如果能用中医控制住，又改善生活方式，可以不用长期服药。

案例

某男，45岁，查体发现尿酸升高，未进行西医治疗，因应酬近日痛风发作，血尿酸533μmol/L，舌红苔腻，齿痕重，脉濡滑。予四高汤治疗两周后复查血尿酸485μmol/L，足趾肿痛症状好转，继续调理一月余，尿酸恢复正常值范围。

产后乳少围治方

——福婴汤

组成

生黄芪 20g   当归 20g   党参 20g   炒白术 15g

茯苓 20g   丝瓜络 15g   炒青皮 10g   炒王不留行 15g

路路通 10g   柴胡 10g   芦根 15g   生麦芽 10g

功效

本方可作为产后少乳的中医治疗二线方案。

用法

浸泡半小时以上，水煎 40min，两煎合并。早晚各 200～300ml。须在医师指导下使用。一般 1 周为一疗程，最多可用 2 周。

方解

本方以四君子汤、当归补血汤补益气血之源；丝瓜络、炒青皮、炒王不留行、生麦芽、路路通通乳；柴胡疏肝，芦根清肺火，解产后常见之上焦虚热。整个方剂平淡无奇，中正平和。

食疗

猪蹄 1 只，黄豆少许，通草 10g，炖汤喝，1 周 3 次。

参考外治

专业理疗师点穴通乳，如点穴期门、乳根、膻中等。

排邪反应

口腔溃疡，胃口增加。

思考

产后乳少是常见的产后问题。除了乳腺管不通，主要原因是产妇产后气血亏虚，气血生化无源，中医对于此类问题是有很多办法的，本方的特色在于在补气血、通乳管的基础上给予柴胡疏肝、芦根清泄肺热。产后虚实夹杂，产后多抑郁，中焦无虚热，而情志顺畅，乳汁才能正常分泌。另外本方配合食疗和手法通乳效果也很好，但一定要在专业的通乳师指导下进行。

好的母乳喂养是孩子身体健康的基础，母乳喂养率也关乎一个民族的未来。虽然此病并不复杂，大家治起来也都大同小异，但治疗此病有很多不规范之处。从社会意义上看，我觉得这也是一个很好的课题。希望能够抛砖引玉，建立中西医结合共识，形成产后乳少的中医围治干预方案，提高当今偏低的母乳喂养率。

案例

　　某女，产后月余，因偶生气后乳汁较少，为改善缺乳状态寻求中医治疗。舌红，苔腻，脉沉、尺尤弱。属肝气郁结，气血两虚，脾虚湿蕴。予产后乳少围治方 7 日，1 周后乳汁量已逐渐增多。二诊继续守方治疗 1 周，后哺乳如常。

不明原因下腹痛围治方
——扫积汤

组成

乌药 10g   肉桂 5g   橘核 10g   荔枝核 10g

怀牛膝 20g   丹参 10g   香附 10g   桃仁 10g

红花 10g   柴胡 10g   延胡索 10g   炒白术 10g

茯苓 15g   干姜 6g   白芷 15g   莱菔子 10g

山慈菇 10g   白花蛇舌草 10g

功效

本方可作为经过腹部影像检查、内镜检查或妇科检查未查到病因的脐周下腹痛、男性不明原因睾丸疼痛、女性不明原因腹盆腔或盆底痛，或小儿不明原因腹痛、肠系膜淋巴结肿大引起的腹痛等的二线治疗方案。

用法

浸泡半小时以上，水煎 40min，两煎合并。早晚各 200～300ml。请在医师指导下使用。8 岁以下可以半量服用，12 岁以上可以用原方，8～12 岁可以用原方 3/4 量。一般 1 周为一疗程，最多用 2 周。

方解

本方由茴香橘核丸、柴胡桂枝干姜汤、四君子汤、少腹逐瘀汤四方加减形成围治。本围治方的特点是寒热并用，反激逆从，有走有守，通过性质相反的对药激发方剂的疗效，并促进自身排邪反应。如山慈菇、白花蛇舌草为寒，干姜、白芷、乌药为热；白术、茯苓为守，桃仁、红花、荔枝核、橘核为走。相反的药性就像无数调整阴阳的细小手法，搜肠刮肚，把腹部的寒积一扫而光。

参考外治

（1）艾灸阿是穴、下脘、足三里等。

（2）针刺阿是穴、足三里、合谷。

（3）拍打腹部。

（4）小儿推拿如运内八卦、揉一窝风、清胃经、揉中脘、补脾经。

（5）足浴泡脚。

附：扫积足浴围治泡脚方

组成：川乌 15g　草乌 15g　吴茱萸 15g　干姜 15g　苦参 15g

用法：将中药煎煮 30min 或将袋装颗粒剂溶解于水盆中，水温约 40℃，泡脚 30min，泡到后背微微发汗即止，泡后擦干可自行按摩，不用冲洗。

排邪反应

排气，打嗝，一过性腹泻。

思考

本病属于寒疝腹痛范畴，但一般病势不急，且不局限于脐周。本方的特点是"反激逆从"，即很多药物运用矛盾、互相激荡，反而让药性很大程度释放，也把寒积一扫而空。总之本方用于寒积毒聚，故名之为"扫积汤"。有些邪气留恋的疾病可能就需要采取这种矛盾的治法。这种治法有点像川菜的吃法，热腾腾的麻辣火锅或水煮鱼配合冰爽啤酒，一会儿就让吃的人痰涎俱出，膜原大动，其实也是一种食疗排邪。本方也是一种风风火火、开合枢机的治病思路。比如人整天吃四平八稳、味道平和的菜肴总会腻住，偶尔吃一点川菜也许会出现意想不到的效果，但也仅是偶尔，如果在并不潮湿的北方天天吃川菜也会辛燥伤津。这就是反激逆从的特点，充满矛盾，但就是利用矛盾去解决问题。

案例

案例 1

某女，10 岁，2018 年 7 月来诊。腹部隐痛半月余。父母皆为本院职工，检查全面，未见明显异常。彩超显示肠系膜淋巴结肿大。舌红苔白，脉数。腹部按之无压痛，未触及肿大淋巴结。家长述该女童爱吃冷饮，进食蔬菜较少。予扫积汤 1 周（半量），微信告知服药 3 天左右疼痛已完全消失，服完余下 7 剂后已无腹痛症状。

案例 2

某男，26 岁，2017 年 12 月因下腹及睾丸坠胀疼痛就诊。男科检查未见异常，但疼痛未有好转，为解决难言之隐寻求中医治疗。舌红无苔，脉弦细数。予扫积汤 1 周，1 周后复诊述服药后排气较多，睾丸疼痛已完全消失。

青光眼围治方
——清翳汤

组成

柴胡 10g	黄芩 10g	炒栀子 10g	枸杞子 10g
丹参 20g	菊花 10g	法半夏 9g	青葙子 10g
生黄芪 10g	桔梗 10g	生地黄 10g	桃仁 10g
红花 10g	当归 10g	茯苓 15g	泽兰 10g
礞石 10g (先煎)	熟大黄 3g	三七粉 3g (冲服)	生薏苡仁 30g

功效

本方可作为青光眼非手术适应证的二线中医保守治疗方案，青光眼术后恢复期中医辅助治疗；对于眼底病变、糖尿病视网膜病变等老年性眼病，也有一定疗效。

用法

浸泡半小时以上，水煎 40min，两煎合并。早晚各 200～300ml。须在医师指导下使用。2周为一疗程,根据视力改善情况决定是否进行下一疗程。

方解

本围治方为小柴胡汤、杞菊地黄汤、血府逐瘀汤、礞石滚痰丸四方合用。肝胆开窍于目,故用小柴胡汤和解少阳,调节肝胆;杞菊地黄汤本身就有明目、滋补肝肾之作用;血府逐瘀汤可以活血化瘀,改善眼部血管血流状态;礞石滚痰丸可以降火逐痰。

系列方

干眼症围治方

柴胡 10g	黄芩 10g	炒栀子 10g	枸杞子 10g
丹参 20g	菊花 10g	法半夏 9g	青葙子 10g
生黄芪 10g	桔梗 10g	生地黄 20g	桃仁 10g
红花 10g	女贞子 15g	墨旱莲 15g	桑叶 10g
熟地黄 10g	茯苓 15g	牡丹皮 6g	

参考外治

(1)细针针刺承泣、翳风、攒竹、百会、四白、光明、睛明、肝俞等。

(2)耳穴取穴:肝、目1、目2等。

(3)足底推拿,重点按揉第二、第三足趾根部。

(4)推拿头部,尤其是患侧太阳穴及侧头部胆经循行部位的筋节与痛点,推拿脊柱两侧华佗夹脊穴的堵点。

(5)青光眼足贴。

(6)绿茶敷眼:取 10g 绿茶,用 50~70℃ 水 100ml 冲泡 5min 后捞出茶叶,把茶叶敷在眼睛上 20min,每天 2 次。

附：青光眼足贴

白芥子、青葙子、枸杞子、生麻黄、细辛各等分粉碎，用生姜汁调成面团状，每日取少许贴敷双足底及第二、第三足趾根部下方约一小时。皮肤破溃者禁用，如有发疱停用。

排邪反应

排气，嗜睡，眼球跳动。

思考

青光眼是眼科常见老年性疾病。近年随着生活压力增大，智能手机的过度使用，本病具有年轻化的趋势。所以现在很多体检已经开始重视眼压的检查。对于无手术指征但又影响生活的青光眼患者，积极中医治疗会对视力改善有一定帮助，对术后病人恢复视力也有一定帮助。经络的瘀堵往往是中医辨证准确却疗效欠佳的主要原因，故一定要重视外治。小小一双眼睛，其实和五脏六腑、全身经络都有密切关联。中医认为肝开窍于目，从辨证的角度看青光眼、白内障、干眼症等问题和肝肾不足、肝胆气浊、肝火上炎、上蒙清窍都有很大关系。所以中医治疗眼睛不是仅仅盯着眼睛，而是重视全身脏腑的调整，这也是围治的立意所在，围魏救赵，调脏腑以治眼。

案例

某女，78岁，诊断为左眼青光眼，糖尿病视网膜病变，右眼点状微动脉瘤，因身体其他疾病原因，错失手术机会。目前主要症状为视物不清，视力逐渐下降，左眼完全失明，舌脉未见。易怒、口苦、眠差。根据家属描述症状给予清翳汤14剂，服药后左眼视力部分恢复，视力达到0.2，仅在亮处可以看到物体，暗处仍看不到。服药2个月后，左眼视力已恢复到0.3，生活能够自理。

骨关节炎围治方
——藤脊汤

组成

川羌活 10g   独活 15g   桑寄生 15g   威灵仙 20g

生白术 10g   茯苓 20g   党参 10g   木瓜 30g

盐杜仲 10g   丹参 15g   狗脊 20g   怀牛膝 20g

鸡血藤 30g   生薏苡仁 30g   防己 12g   熟地黄 10g

功效

本方用于轻、中度骨关节炎缓解疼痛，改善关节活动受限，延缓退行性病变病程。

用法

浸泡半小时以上，水煎 40min，两煎合并。早晚各 200 ~ 300ml。须在医师指导下使用。两周为一疗程。可以定期查肝肾功能。

方解

独活寄生汤合四君子汤加减。本方以独活寄生汤为底方，增强舒筋活络之作用。另用四君子汤加薏苡仁增强健脾，从脾论治，土燥水湿。用牛膝、熟地黄、杜仲补肾强骨，减少骨质流失。

系列方

类风湿关节炎围治方——藤脊汤加白芍、天山雪莲、黑附子、豨莶草

川羌活 10g	独活 15g	桑寄生 15g	威灵仙 20g
生白术 10g	茯苓 20g	党参 10g	木瓜 30g
盐杜仲 10g	丹参 15g	狗脊 20g	怀牛膝 20g
鸡血藤 30g	生薏苡仁 30g	防己 12g	熟地黄 10g
白芍 30g	天山雪莲 10g	黑附子 10g（先煎）	豨莶草 10g

参考外治

（1）药物外敷，药物贴敷。

（2）艾灸阿是穴和患处。

（3）针刺阿是穴。

（4）中药足浴。

（5）推拿按摩阿是穴。

（6）外骨骼辅助（外骨骼是一种由钢铁框架构成并且可让人穿上的机械装置，提供额外能量来供四肢运动。）。

附：骨关节炎外敷方

组成：生大黄 10g　制乳香 30g　制没药 30g　生栀子 30g　红花 30g
冰片 10g　威灵仙 30g　透骨草 30g

用法：打粉醋调外敷患处，外裹保鲜膜保湿，一日一次，一次 1 小时。

排邪反应

关节排风感，乏力，口干。

附：骨关节炎围治泡脚方

组成：川乌 15g　草乌 15g　吴茱萸 9g　炮姜 9g　透骨草 9g　威灵仙 20g　苦参 9g

用法：将中药煎煮 30min 或将袋装颗粒剂溶解于水盆中，水温约 40℃，泡脚 30min，泡到后背微微发汗即止，泡后擦干可自行按摩，不用冲洗。

思考

骨关节炎属于中老年常见退行性病变，西医认为其病程难以逆转，45 岁以下人群患病率约 10%，60 岁以上人群患病率可达到 40%～60%。本病常侵犯膝关节、手关节、髋关节、足关节、脊柱关节等。每年很多老年人因此服用大量消炎药和止痛药或软骨保护剂，有些症状依然改善有限，极大地影响了生活质量。

中医治疗这类疾病尤其是骨关节炎早期具有很好的疗效，运用得当基本无不良反应，而且还有很多有效的外治方法，如果运用得当能让老人获得很好的生活质量。随着社会生活方式的改变，退行性骨关节疾病及类风湿关节炎的发病率有年轻化的趋势。类风湿关节炎和强直性脊柱炎多因自身阳气弱，月事、房事、产后受寒邪侵袭所致。若论主因，除了遗传因素，部分男性由房事后督脉受寒，故多强直性脊柱炎；女人多由月经期间、小产后、产后体虚时做家务受寒，故多侵犯肢体远端，易患类风湿关节炎。这就要求我们在治未病方面多进行中医科普，夏日避空调之寒，经期、房事前后避虚邪贼风，勿在体虚时多食寒凉，青少年勿熬夜，戒频繁手淫。注意营养均衡。

案例

　　某男，77岁，双膝重度骨关节炎多年，服用非甾类抗炎药和氨基葡萄糖胶囊不能很好缓解，行动愈发困难。在阴天时隐痛加重，需搀扶进入诊室，睡眠时偶感疼痛，影响睡眠。舌红，舌体胖，苔腻。予藤脊汤14剂，二诊已不需要搀扶。嘱其加强艾灸，药物外敷，可停中药。坚持纯中医调摄半年，现出门购物、散步均正常。

强直性脊柱炎围治方
——阳雪汤

组成

熟地黄 30g   肉桂 10g   白芥子 10g   炮姜 10g

生甘草 10g   生麻黄 6g   鹿角胶 6g   生薏苡仁 30g

羌活 15g   独活 15g   延胡索 20g   怀牛膝 15g

木瓜 30g   女贞子 20g   天山雪莲 10g   桑寄生 10g

黑附子 10g(先煎)   细辛 3g   秦艽 10g

功效

本方可作为初发强直性脊柱炎的中医二线治疗方案，也可以作为西医治疗效果不佳的强直性脊柱炎的中西医结合辅助治疗方案。

用法

浸泡半小时以上，附子先煎，水煎 40min，两煎合并。早晚各 200～300ml。须在医师指导下使用。本病迁延难愈，需长期治疗，长期服用中药，需定期复查肝肾功能以决定下一步用药。

方解

本方为阳和汤、麻黄附子细辛汤、独活寄生汤三方加减围治而成。阳和汤可以温督壮阳，麻黄附子细辛汤温阳散寒，治疗既有阳虚之本、又治感寒之标，内外同治。独活寄生汤可以治疗痹证日久，肝肾两虚。天山雪莲生长在雪线以上，也具有很好的温阳散寒的作用。三方合用契合了此病寒凝督脉、寒湿互结的根本病机。

参考外治

（1）针刺背部华佗夹脊穴、八髎、命门，痛处可拔罐。

（2）艾灸足太阳膀胱经循行部位，重点灸痛点。

（3）药物外敷。

（4）推拿患处周边皮部。

附：强直性脊柱炎外敷方

组成：生大黄10g　制乳香30g　制没药30g　生栀子15g　红花30g　冰片10g　川乌10g　草乌10g　白芥子10g　细辛10g

用法：打粉醋调外敷患处，外裹保鲜膜保湿，一日一次，一次1小时。

排邪反应

眩晕，乏力，肢体末端冒寒气。

思考

现代医学认为强直性脊柱炎是一种原因未明的疾病，病变主要侵犯脊柱、骶髂关节等中轴关节，早期病变处关节疼痛，关节周围肌肉僵硬，随着病情的进展会导致脊柱畸形、关节强直等症状,本病有明显家族聚集性，与 HLA-B27

密切相关。本病虽然不致死，但持续的疼痛会导致病人非常痛苦，与银屑病、类风湿关节炎同被称为"不死的癌症"。若论中医之病机，属肾气极虚之时偶中寒湿，未及时祛除，在督脉两侧形成慢性的寒湿之气，并引起器质性病变。

中医同仁可以在问诊时注意询问以下病因：男性主要在过度性生活后着凉（尤其是夏天开空调）而发病；女性主要在产后、小产后、经期或性生活后着凉而发病。因男属阳，女属阴，男性以督脉为根本，女性为任脉为根本，所以本病的发病率男性明显高于女性。本病和类风湿关节炎都需要长期坚持中医治疗，医患配合，内服外治相配合，在疾病的快速进展期不能排斥西药，为中医争取治疗的机会。因为长期服药或者长期外治，恐有些患者难以承受，所以要综合考虑其治疗策略，风善变，湿善滞，机不可失，围邪要给其出路，温火慢煨。本病的治疗还和节气和时辰有很大关系，冬病夏治，注意借助天时阳气。还需改善情志，主动改变内倾型性格，增加体育运动。

案例

某男，58 岁，诊断为强直性脊柱炎，西医治疗以非甾体抗炎药、抗风湿药、糖皮质激素等治疗为主，疗效欠佳，需隔日做按摩缓解，舌红苔腻，舌边齿痕，脉洪滑。予阳雪汤 14 剂，二诊自述疼痛好转，服药第二周，每四五日才需按摩缓解。予继续调摄，中西医配合，疾病基本控制，未再进展，症状减轻。

轻中度腰椎间盘突出症围治方
——金雪汤

组成

烫狗脊 20g	天山雪莲 10g	桑寄生 20g	怀牛膝 20g
鸡血藤 20g	大血藤 20g	续断 15g	当归 20g
生白术 15g	秦艽 20g	盐杜仲 20g	补骨脂 5g
木瓜 15g	赤芍 15g	生黄芪 30g	肉桂 5g
黑附子 5g（先煎）	红花 10g	熟地黄 15g	

功效

本方可作为轻中度腰椎间盘突出的中医辅助治疗或者无法手术的老年性腰椎间盘突出的中医治疗二线方案。

用法

浸泡半小时以上，附子先煎，水煎 40min，两煎合并。早晚各 200～300ml。须在医师指导下使用。

方解

本方为补阳还五汤合独活寄生汤加减,以祛风排湿、温阳通痹为主要立意。另外结合本病"肾阳虚"之根本病机予以补阳、补气之法,另予小剂量附子调动阳气。

系列方

股骨颈骨折促愈围治方——金雪汤去补骨脂、黑附子、天山雪莲加骨碎补、桃仁、肉苁蓉

骨碎补 15g	桑寄生 15g	烫狗脊 15g	怀牛膝 15g
鸡血藤 20g	大血藤 20g	续断 15g	当归 20g
生白术 15g	秦艽 20g	盐杜仲 20g	桃仁 10g
木瓜 15g	赤芍 15g	生黄芪 30g	肉桂 5g
肉苁蓉 10g	红花 10g	熟地黄 15g	

早中期非创伤性股骨头坏死围治方——金雪汤去天山雪莲加骨碎补、穿山龙、丝瓜络

骨碎补 15g	桑寄生 15g	烫狗脊 15g	怀牛膝 15g
鸡血藤 20g	大血藤 20g	续断 15g	当归 20g
生白术 15g	秦艽 20g	盐杜仲 20g	桃仁 10g
木瓜 15g	赤芍 15g	生黄芪 30g	肉桂 5g
肉苁蓉 10g	黑附子 5g（先煎）	红花 10g	熟地黄 15g
补骨脂 10g	穿山龙 10g	丝瓜络 6g	

参考外治

（1）专科医师指导下牵引治疗。

（2）专科医师指导下柔性正骨。

（3）专科医师指导下推拿患处。

（4）针刺环跳、委中、腰阳关、承山及阿是穴等。

（5）艾灸肾俞、命门、腰阳关以及阿是穴等。

（6）药物外敷。

附：腰椎间盘突出外治敷药

组成：生大黄 10g　制乳香 30g　制没药 30g　生栀子 30g　红花 30g
冰片 10g　桃仁 30g　当归尾 30g

用法：打粉醋调外敷患处，外裹保鲜膜保湿，一日一次，一次 1 小时。

排邪反应

口干,乏力。

思考

西医认为腰椎间盘突出（简称"腰突"）的主要病因为椎间盘退行性病变，随着年龄增长，纤维环和髓核的含水量逐渐下降，髓核失去弹性，纤维环部分或全部破裂，髓核突出压迫或者刺激神经根及马尾，主要表现为腰痛、麻木，行动受限。从中医角度看轻度腰突的疼痛并不全是压迫引起的，而是"肾府"的虚寒分别引起了腰痛和腰突。因为"肾气"托着腰部的所有零件，包括髓核、纤维环，所以，我们从肾虚这个根本论治，利用外治进行周围组织的纾解，解决肿胀和瘀血，也能够缓解疼痛，给腰突出的病程按下暂停键。本病外治非常必要，单靠围方不如配合围治。

股骨颈骨折及股骨头坏死常发于老年人，治疗中存在骨折愈合困难和股骨头缺血性坏死两个主要难题。文献报道其不愈合率为 7%～15%。治疗主要以内固定或手术为主，因为股骨颈是人体的薄弱环节，又被称为"人生的最后一次骨折"。老人的股骨颈骨折，因其愈合困难，导致长期卧床不起，易致全身并发症甚至危及生命。从中医角度，股骨颈骨折不愈合也与肾虚关系最大。因为股骨头类似于一块股骨的一块"飞地"，当身体出现严重的肾虚、气血不足时首先受损的就是股骨颈，而且断后很难愈合。从过去的案例来看，中医治疗可以很好地提高股骨颈骨折的愈合率，缩短愈合时间，我们美好的愿景是让"人生的最后一次骨折"尽量从中医词典里消失。

案例

案例 1

某女，58 岁，因轻度腰椎间盘突出疼痛来诊，轮椅推入。舌淡，苔少，脉弦略滑。自述夜间疼痛加剧，睡眠困难，站立行动皆困难。行动跟跄，腰部控制力差，转侧不利。予腰突围治方两周，并配合药方醋调外敷，二诊已可以独自步行进入诊室，夜间疼痛消失。睡眠好，食欲佳。又予前方 2 周。三诊已可以恢复锻炼，嘱加强保暖，注意调摄情绪，如可能坚持一周至少艾灸一次。

案例 2

某女，94 岁，舌脉未见。2016 年因从炕头摔下导致右股骨颈骨折，卧床愈合较慢。患者家属被医院告知此骨折为"人生最后一次骨折"，为尝试挽救母亲生命来诊，予股骨颈骨折促愈围治方守方治疗 3 个月余。3 个月后复查髋关节影像提示已经愈合，并可下地行走。

干燥综合征围治方
——氤氲汤

组成

麦冬 10g　　　　当归 10g　　　　生薏苡仁 30g　　炒杏仁 10g

白豆蔻 10g　　　竹叶 10g　　　　法半夏 10g　　　茯苓 15g

黄柏 10g　　　　滑石 20g　　　　泽兰 10g　　　　白术 10g

玉竹 20g　　　　生地黄 20g　　　菊花 5g　　　　　肉苁蓉 10g

桃仁 10g　　　　红花 10g　　　　柴胡 10g　　　　赤芍 10g

功效

缓解干燥综合征的口、咽、眼、皮肤及阴道干涩等症状。

用法

浸泡半小时以上，水煎 40min，两煎合并。早晚各 200～300ml。须在医师指导下使用。1 个月为一疗程。

方解

本方为增液汤、三仁汤、四妙丸、五苓散、杞菊地黄丸、血府逐瘀汤六方合用。通调水道，改善水循环，增加阴液，滋水涵木，补气健脾，调节中焦，培土生金，化水逐瘀，雾化气化，氤氲无燥，故称氤氲汤。

参考外治

（1）针刺足三里、合谷、太溪等。

（2）艾灸关元、气海、足三里等。

（3）腹部、背部推拿。

排邪反应

多尿、乏力等。

思考

西医认为干燥综合征属于系统性自身免疫病，一般是在风湿免疫科就诊。病变主要累及外分泌腺，临床表现以口、眼干燥为主，也可以累及其他器官。其发病与感染因素、遗传因素和免疫因素有关。一般治疗以人工泪液、唾液等人工替代品改善口眼干燥症状。药物治疗有糖皮质激素、抗疟药、免疫抑制剂、免疫球蛋白、生物制剂、非甾体抗炎药等。

本病一般预后良好，但如果出现进行性肺纤维化、肾小球受损伴肾功能不全、淋巴瘤等严重内脏损伤预后较差。此时中医的早期干预就显得尤为重要，从仲景之五苓散证治思路来看，干燥综合征表面上属阴虚水竭，但阴虚的背后还有阳虚水化不利的相反本质，所以口渴反而还要利水。另外女性更易受情志影响，导致水道不通，肾虚不气化，故而本病女性的发病率远远高于男性。"津血同源"，血虚导致津液不足，脾虚导致水湿不化，水液凝滞不通。故养阴增液只在围治治疗中起到三成之作用，另外还需要化湿逐水、活血活水、补肾养血生津、健脾化水，构成对此病的围治之势。

2003年诺贝尔化学奖获得者美国科学家罗德里克·麦金农和彼得·阿格雷教授研究细胞膜通道的机理，证实代谢综合征病人细胞膜上的糖脂通道和闸门受到损伤，糖类脂类物质不能正常地进出，才使糖脂代谢紊乱形成糖尿病或高脂血症。细胞膜水通道为2nm，水分子的大小约为0.4nm，水分子易聚集成簇，因成簇的水分子进入细胞困难，细胞逐渐脱水而使某些腺体衰弱萎缩。所以我们认为干燥综合征的重要病机在于水液凝结成簇，或者称为"水瘀""津液不气化"，所以在补阴滋阴之外还需要助阳以气化，活血以散"水瘀"。

随着工业的污染和植被的破坏，城市的生活用水多以"淤水"为主，而山泉水、溪涧水活性较高，水瘀之性就较少。如苓桂枣甘汤用甘澜水作为煎药水，正是取甘澜水可化气行水而不助水瘀之性。古人是很智慧的，其实千扬水、甘澜水就是古代制造小分子水的过程。中国的茶道发展到两宋，在宋徽宗时期斗茶达到登峰造极，从而出现了建盏，其实建盏也是产生小分子水的一种饮器，这种茶盏的茶汤经过建窑茶器特殊弱力场的震荡水分子团更加微小，故泡茶口味更加甘甜，而且喝茶不留湿，不水饱。当然这些外力、外界的水起的作用是很弱的，真正需要让身体内部水液活化不滞留还需要活血化瘀，温阳行气，保持体内水液小分子状态，这样干燥的症状就会减轻。

案例

某女，54岁，因口眼干燥来诊，舌红少津，脉沉弦。因口渴夜间床头必须放置水杯，且阴道干涩，严重影响夫妻生活质量。舌红脉涩，苔腻，西医未给予特效治疗，仅仅靠人工泪液改善干眼症状。予氤氲汤治疗7日，二诊患者自述干燥症状改善很多。后予逐步调理3个月，干燥症状基本得到改善，已不需要人工泪液及夜间喝水。

不明原因水肿围治方
——活水方

组成

柴胡 10g	桔梗 10g	桃仁 10g	红花 10g
川芎 10g	冬瓜皮 30g	泽兰 10g	白术 15g
猪苓 15g	桂枝 10g	生黄芪 20g	茯苓 30g
当归 10g	赤芍 10g	生地黄 10g	怀牛膝 10g

功效

本方可作为治疗不明原因的下肢水肿或其他部位水肿的中医二线治疗方案，需排除肾功能不全、心功能不全。

用法

浸泡半小时以上，水煎 40min，两煎合并。早晚各 200～300ml。须在医师指导下使用。一周为一疗程。

方解

本方为五苓散、血府逐瘀汤、当归补血汤三方合用。五苓散是中医消除水肿的要方，另加活血和补气作为围治之两翼，对于水肿尤其是不明原因的下肢水肿有非常好的疗效。

系列方

足部水肿伴红肿围治方——活水方加黄柏、马齿苋、金银花、生薏苡仁

柴胡 10g	桔梗 10g	桃仁 10g	红花 10g
川芎 10g	冬瓜皮 30g	泽兰 10g	白术 15g
猪苓 15g	桂枝 10g	生黄芪 20g	茯苓 30g
当归 10g	赤芍 10g	生地黄 10g	怀牛膝 10g
黄柏 20g	马齿苋 20g	金银花 20g	生薏苡仁 30g

参考外治

（1）针刺阴陵泉、水分、丰隆等。

（2）药物泡脚，足部、小腿部推拿按摩。

（3）艾灸中极、水道、关元、三阴交等。

附：下肢水肿围治泡方

组成：川乌9g 草乌9g 吴茱萸9g 干姜9g 苦参30g 泽泻30g 桂枝30g 透骨草30g 鸡血藤30g

用法：将中药煎煮30min或将袋装颗粒剂溶解于水盆中，水温约40℃，泡脚30min，可泡脚时舀水洗濯小腿，泡到后背微微发汗即止，泡后擦干可自行按摩足部。

食疗

冬瓜汤或丝瓜汤，每周喝三次。

排邪反应

尿频，眩晕。

思考

水肿最主要的病机在于脾虚水的气化功能较差，通俗来讲就是水分子凝聚成簇，不利于水分子吸收和输布。其基本病机和干燥综合征类似，只不过本病主因为心肾气虚，干燥综合征主因为肺肾阴虚。

前面在干燥综合征治法中提到，细胞膜水通道仅有 2nm，单个水分子直径 0.4nm，普通水中以几个以上水分子结合的水分子簇为主，因大于 2nm 不能进入细胞所以变成细胞外游离体液而形成水肿。所以本方用五苓散健脾化水，用血府逐瘀汤活血散体内津液之"水瘀"，用当归补血汤补气血，增加水通道转运效率。这个围治组方的立意就是活血让水分子簇变成单分子水，补气让水通道效率增加，所以名之为活水方，另外需改善周围组织缺血缺氧、淋巴系统功能，这里补气、活血都是这个立意。

另外需要注意的是，对于这种无器质性病变的水肿类疾病，应该加强足部按摩以促进回流，重点穴位行针刺以提升下焦之气。如果熬药最好也用山泉水或者人造小分子水（甘澜水），当然如果没有也不必强求，相比草药之合理配伍这些都是弱力。与干燥综合征的治疗不同之处在于，水肿的治疗的重点在于活血和补气，而干燥综合征的治疗重点在于化湿和滋阴。

案例

某女，64 岁，因不明原因下肢水肿来诊。舌胖，略红，苔微腻，有齿痕，脉沉。西医检查，从心脏肾脏到下肢静脉未查出明显异常。予水肿围治方 14 剂，2 周后复诊双下肢水肿已消失，体重减轻 2kg，精神状态也比以前有很大改善。

阿尔茨海默病围治方
——凌土方

组成

熟地黄 20g   山茱萸 20g   肉桂 10g   益智仁 20g

黄柏 10g   知母 10g   黄连 5g   葛根 20g

黄芩 10g   女贞子 10g   墨旱莲 10g   炙甘草 6g

蔓荆子 10g   当归 15g   肉苁蓉 15g   钩藤 20g

功效

缓解阿尔茨海默病的病程，改善其症状，可以服药 3 个月复查影像学检查评价大脑功能。

用法

浸泡半小时以上，水煎 40min，两煎合并。早晚各 200～300ml。须在医师指导下使用。或做成丸药。

方解

本方为大补阴丸、交泰丸、葛根芩连丸、二至丸四方合用围治。加辛味之蔓荆子、肉桂、当归，三药味辛量少走窜之力不致太过，避免耗散真气。钩藤引药上行。

食疗

（1）含脊髓的猪腔骨或羊腔骨，炖骨汤，可以加少许枸杞子、核桃仁。

（2）鲜柠檬切片取 3～4 片泡水，每天下午喝一杯。

（3）晚餐酌加一些纳豆佐餐。

参考外治

（1）三餐后用抗菌漱口液漱口。

（2）足部按摩，重点按摩十个足趾。

（3）推拿后背左右心俞穴、肾俞穴、肝俞穴、脾俞穴。

（4）针刺百会、四神聪、神庭等。

（5）艾灸涌泉、大椎。

排邪反应

恶心，食欲下降。

思考

有报道说患阿尔茨海默病的人患癌的概率很低。前面我们说过癌症的根本病机在胆脾两虚，癌症通常需要健脾，难道什么疾病都需要健脾吗？本病虽因思虑过度和饮食不节，但也要搞清五行制化的相对关系。我在前期的含药血清实验中发现，健脾药可以诱导细胞自噬，适度的自噬对于清除大脑毒性蛋白有一定益处，可以预防阿尔茨海默病，但过度的自噬会加速阿尔茨海默病，这个不利因素也应该在老年患者的治疗中注意。

与肿瘤的治疗恰恰相反，癌症需要的是收缩的力量，所以重用乌梅酸收，也要健脾加强免疫细胞的功能；而阿尔茨海默病是一种萎缩内陷、自我吞噬的疾病，应该用补益适度辛散之力促进膨胀，不能过度健脾。这就是这两种疾病中医治疗思路的天壤之别。本病的治疗不是不能健脾，而是不能过度补脾，还要补肾，且补肾之力要大于健脾。因为补脾和补肾本身就是一对矛盾，虽然这种矛盾（木土制化）到底起多大作用还需要进一步验证，临床时我认为作为中医需要考虑这种矛盾，哪怕证型确需健脾，也要补肾之力远大于健脾。古典中医已观察到脾肾同病是很难治的，因为补脾土乘克肾水，补肾水侮凌脾土。而阿尔茨海默病的根本病机就在于脾土强过肾水太多抑制肾水，导致髓海干枯，肾元亏虚——当然这只是相对的强，老年人的脾之气相对于年轻人的脾之气"绝对值"还是弱的。所以本方的思路就是补肾水以侮脾土，补肝血以抑脾土。乙癸同源，肝肾同补，并小剂量三黄（黄芩、黄连、黄柏)化阳明之蕴热，改善肠道菌群。改善肠道菌群本不在辨证论治中，现代医学研究发现本病的发生与厌氧菌也有很大关系，如总论所述，围治不排斥现代科学的研究成果。

我曾有一个老年病人，在电视养生类节目的宣传下，每天疯狂地吃健脾药保健。我亲眼看着她逐渐变糊涂，最后完全不能自理来看病，家属告诉我他母亲患了严重的阿尔茨海默病，对比她疾病的进展期是和她过度服用健脾药的时期相吻合的。中医讲求一个"中庸""中道"，过犹不及。也许我们中医不能够面对患者无度健脾熟视无睹。

这个世界没有任何事情是绝对好或者绝对坏的，都要有度，过犹不及，做医生也要努力做到允执厥中。尤其是中医的五行学说，乘克制化，里面有很多秘密，不能学过了等闲视之。当然西医中也有很微妙的制衡关系。在本疾病早期自噬对于清理大脑毒性蛋白有一定保护作用，到了晚期可能直接诱导神经细胞凋亡。中药方剂谱系很广，有些成分可以诱导凋亡，有些可以诱导自噬，到底如何配伍是更合理的处方，如何能够不拮抗，都是未来值得研究的课题。

案例

某男，68岁，西医诊断为阿尔茨海默病，记忆力下降，行动能力下降，生活不能自理，说话声低胆怯，悔恨感、挫败感很重，肌肉萎缩，舌红苔少，脉弦。予凌土方治疗，并坚持配合按摩，1个月后已经可以下楼买菜，行动力、情志状态、记忆力均有很大改善。后复查未再进展，现仍随诊。

抑郁状态围治方
——至胆逍遥汤

组成

柴胡 15g	白芍 15g	制远志 10g	白术 10g
当归 10g	茯苓 15g	炙甘草 10g	女贞子 10g
墨旱莲 10g	茯神 15g	海浮石 20g（先煎）	浙贝母 20g
竹茹 10g	法半夏 9g	黄连 3g	酸枣仁 30g
陈皮 10g	枳实 10g	浮小麦 15g	大枣 10g

功效

缓解抑郁状态，控制病情发展。改善因抑郁状态引起的心情恶劣、情绪低落、睡眠障碍等。

用法

浸泡半小时以上，水煎 40min，两煎合并。早晚各 200～300ml。须在医师指导下使用。

方解

逍遥散、二至丸、温胆汤、甘麦大枣汤四方合用围治。怪病多因痰作祟，故用温胆汤化痰；肝气郁结，胆气不舒为主要病机，故用逍遥疏肝、二至补益肝肾阴血；甘麦大枣汤专治脏躁，症见精神恍惚，常悲伤欲哭，不能自主，心中烦乱，睡眠不安，甚则言行失常，其主要功效在于补益心液。化痰、疏肝、补肾、养心四个围治军团合用而起到了很好的治疗抑郁的作用。

系列方

焦虑状态围治方——至胆逍遥汤减柴胡，去大枣，加黄精、苦参

柴胡 10g	白芍 15g	制远志 10g	白术 10g
当归 10g	茯苓 15g	炙甘草 10g	女贞子 10g
墨旱莲 10g	茯神 15g	海浮石 20g（先煎）	浙贝母 20g
竹茹 10g	法半夏 9g	黄连 3g	酸枣仁 30g
陈皮 10g	枳实 10g	浮小麦 15g	黄精 10g
苦参 10g			

参考外治

（1）针刺心俞、肝俞、神门、神庭、太冲等。

（2）艾灸夹脊、脾俞、肝俞、太冲、膻中、气海等。

（3）推拿膀胱经、腹部按摩、足部按摩等。

（4）道家功法，如站桩、太极拳等。

（5）足浴。

附：抑郁状态围治足浴药

组成：川乌 15g 草乌 15g 吴茱萸 15g   干姜 15g   苦参 30g   柴胡

30g　郁金 15g

用法：将中药煎煮 30min 或将袋装颗粒剂溶解于水盆中，水温约40℃，泡脚 30min，泡到后背微微发汗即止，泡后擦干可自行按摩足部。

排邪反应

嗜睡，乏力。

思考

其实生活在当代的人都是有压力的，这种压力如果突破一定阈值就可能出现抑郁。抑郁也是人体的自我保护刹车机制，只不过这种保护机制太过强大，如同好多人一边踩着刹车一边前行也不知道，感觉无所适从，这就是"心中的大黑狗"——抑郁状态。这时如果能让心神归位，神明有主，很多人抑郁的状态就能好转，但是很多人达不到这个认知水平。研究证实长期抑郁会损伤大脑，虽然有些人能够用强大的精神意志力控制抑郁状态，但无法改变抑郁对大脑影响。这时候如果采用单一的西医治疗，往往会逐渐达到边际效应，药量越用越大，品种越加越多，容易使得治疗进入一个死胡同。这时中西医结合治疗甚至早期的中医干预就显得非常重要，尤其在早期的抑郁状态，效果很好。

中医讲"痰蒙心窍""怪病多痰"是说痰邪在人体的广泛分布可以影响心神，并且还会产生各种复杂奇特的症状。所以我们治疗这个病以治痰为核心，疏肝养心为辅助。本病方药作用或许只占 1/3，外治和早期的精神调摄、转换空间似更为重要。

我有个病人很奇怪，在北京城区内生活就发病，出了北京就减轻。这个病将空间转换一下，到负氧离子高、温度适宜的地方自然就能改善，所谓"五方治病"。氤氲水气也是滋养心阴的液体，这些抑郁患者普遍表现为阴液不足，尤其心阴不足，睡眠质量很差，心态难以宁静。早期的抑郁状态，在中医围治的治疗思路下，也许可以在纯中医框架下解决。

案例

　　某女，18 岁，2019 年 6 月来诊。自述从 16 岁开始诊断为抑郁症，一直服用舍曲林治疗。近日因学业压力情绪难以控制，自述有幻听、幻视，入睡困难，噩梦多。来诊时与其父争吵多次。舌红苔滑，脉滑实略数，予抑郁围治方对治，1 周后复诊述睡眠好转，情绪控制较前好转。予前方略加减 2 周，定期复诊，半年后上述症状均有不同程度好转。已停西药，并回归校园。

成人肺炎围治方
——巽武汤

组成

生山药 10g   高良姜 10g   法半夏 9g   陈皮 15g

苍术 10g   生白术 10g   茯苓 15g   连翘 15g

金银花 15g   藿香 10g   白豆蔻 10g   板蓝根 30g

黄芩 10g   厚朴 10g   鱼腥草 30g   蒲公英 30g

生地黄 10g   芦根 20g   生薏苡仁 30g   柴胡 10g

知母 15g   莱菔子 10g   桔梗 10g

功效

本方对各种病毒性肺炎、支原体肺炎和细菌性肺炎，症状表现为咳嗽憋喘、痰质地偏黏稠、易汗出，或影像诊断为各种肺炎、症状较轻的患者具有辅助治疗作用。可以配合西医规范化治疗，缩短病程，加快痊愈。若干咳无痰，痰质干硬如果冻，或西医影像检查发现进展性纤维灶，可以用肺炎围治二线治疗方案（见系列方）。

用法

浸泡半小时以上，水煎 40min，两煎合并。早晚各 200～300ml。须在医师指导下使用。一般两周为一疗程。

方解

方中板蓝根、金银花、蒲公英、鱼腥草、连翘抗病毒；法半夏、陈皮、厚朴、莱菔子、桔梗降气化痰；苍术、白术、茯苓健脾化痰；高良姜、藿香、白豆蔻芳香开窍，开达膜原；知母、芦根凉血清上焦。从先天八卦来看，巽为风，本方有风气之流动特质，搜逐病气痰邪，颇合风力。

系列方

肺炎治疗二线围治方

生山药 10g	高良姜 10g	法半夏 9g	陈皮 15g
细辛 3g	生白术 10g	茯苓 15g	连翘 15g
金银花 15g	南沙参 20g	炙麻黄 10g	板蓝根 30g
黄芩 10g	厚朴 10g	鱼腥草 30g	蒲公英 30g
生地黄 20g	芦根 20g	玉竹 20g	柴胡 10g
石斛 15g	莱菔子 10g	桔梗 10g	

参考外治

（1）八段锦，太极拳等。

（2）针刺肺俞、合谷、大椎等。

（3）艾灸定喘、风门、曲池等。

（4）刮痧或拍痧手太阴肺经循行部位，或拍背，重点在肺部病灶后胸投影区。

（5）拔罐，位置同刮痧。

排邪反应

咳嗽加剧，咳出较多痰涎；一过性发汗。

思考

本病在中医内科学中属于咳嗽、喘证、肺痈、肺痿范畴。西医主要还是抗炎治疗及支持治疗。中医临床多用青龙剂、麻杏石甘汤、三拗汤加减。葛又文大夫开发了治疗新型冠状病毒肺炎的清肺排毒汤，利用五苓散、小柴胡汤、射干麻黄汤、麻杏石甘汤四方同围，麻黄、细辛足量，擅走而不留邪，五苓散清利寒湿，邪无可遁形，毒自然无依托。应该说清肺排毒汤就是一张典型的围方，里面包括麻杏石甘汤、射干麻黄汤、小柴胡汤、五苓散，性味平和，但取得了很好的疗效，有效率 90%，早期使用此方的新冠病人无一人转为重症。清肺排毒汤最神奇的一点在于没有用一味有抗病毒作用的药物，一样可以通过调整内环境把病毒排出体外。

全小林院士的 1 号方、2 号方，针对寒湿疫特点予以芳香醒脾、化湿解毒、开宣肺气，在武汉抗疫期间大规模社区发放协定方汤剂对于迅速控制新冠疫情起到了很好的作用。我通过会诊的经验认为中医治疗肺炎的共性就是三点：首先抗病原微生物；其次化痰降气；最后芳香健脾、培土生金。抓住这三点，平和之法也可以取得很好疗效。当然如果青龙剂用得恰当，自然能更快地缩短病程，那是一线方案，标准化围治只能安全第一退而守中，涵盖最主要的病机和大部分的人群。

其实别管病毒还是支原体都是外来的"入侵者"，可以把我们的身体看成是故宫，大门就是我们的口罩，门卫就是人体之卫气。如果第一道没防住，故人进入午门还能把它们从神武门、东华门、西华门赶出来，别滞留，滞留就要出乱子，这也是中医的思路，叫排邪。另外排邪的时候也要加强管理，顾护好金銮殿，不能让邪气往重要靶器官里跑。所以中医治疫病主要就三点，一是增强卫气，二是保护靶器官，三是迅速排邪。综合来看就是加强正气对人体的管理。人体的管理系统混乱了，自然什么乱七八糟的都能进去，在各大系统里面作乱了。现在有点过于强调第一道防线了，容易忽略易感体质的改善和排邪。其实在很多痊愈的新冠病人粪便中发现病毒阳性，这就是排邪的结果。

中西医各有优势，互补治愈。比如粉碎性骨折、胃出血，首诊不建议看中医，但病毒性肺炎不能排斥看中医，此病确实是中西医结合治疗的强项，在西医治疗为主导的今天也最好能够请中医会诊。我们不去杀死病毒，而是希望通过中药调理全身系统把病毒排出来。中医抗病毒主要作用机制一是抑制病毒繁殖，二是改变微环境，三是激发免疫，四是神经内分泌调理，五是人体整体系统调节（调节气血），五者合力就出现了排邪反应，也是一种围治。

巽位在后天八卦中为"风"，同时"巽"通"逊"，有谦让之意。本方寓意利用中药的作用，像风一样把体内外邪荡涤驱除，但也要谦逊地在急症阶段给西医作辅助，合理统筹治疗，故名巽武汤。

案例

某男，71岁，因支原体肺炎控制不佳，来求中医会诊。舌淡苔薄白，脉弦滑。咳嗽，憋喘，低热。予巽武汤1周，二诊症状好转，予原方守方一周。后复查肺部CT显示病灶较前有缩小，咳嗽憋喘较前好转，发热在服药第3天即已消失。又予前方中药汤剂加减14天慢调。后询问服药10天复查CT痊愈后出院。

功能性腹泻围治方
——神翁汤

组成

补骨脂 6g   吴茱萸 3g   五味子 10g   肉豆蔻 10g

生白术 10g   白扁豆 20g   山药 20g   白头翁 10g

生牡蛎 20g（先煎）   莲子 20g   桔梗 5g   败酱草 15g

功效

本方可作为功能性腹泻中医二线治疗方案。

用法

浸泡半小时以上，水煎 40min，两煎合并。早晚各 200～300ml。须在医师指导下使用。

方解

本方为四神丸、参苓白术散合白头翁汤加减三方围治。四神丸为君方，参苓白术散和白头翁汤均为减量之残方，为本方之臣方，主要借助其淡渗利湿、清热解毒之作用，辅助改善肠道内环境。

参考外治

（1）针灸中脘、合谷、脾俞、命门等。

（2）艾灸关元、神阙、中脘、天枢等。

（3）蜂疗、火罐等民间疗法。

排邪反应

一过性排便过多，排气。

思考

所谓功能性腹泻，其肠道并无器质性病变。中医内科学中泄泻有 6～7 种证型，功能性腹泻作为一个特定的西医病种，中医临床治疗其实可以兼顾其脾肾两虚、脾虚湿滞的共有特点进行通治。脾土与肾水是一对矛盾，这正是本病治疗的难点。古典中医认为脾肾两虚证是很难同时补益的，因为水、土之间存在制化，故发明了四神丸，补四方而固中央，起到了不直补脾而达补脾之效的妙用，其实就是治下而不治中，固肾化湿而稳中州，也是一种围治的思路。

本方的特点是脾肾双补，但补脾药以淡渗利湿为主兼顾补肾；补肾而以温阳化湿为主，脾喜燥恶湿兼顾养脾。这样你中有我，我中有你，尽量避免制化。肠功能紊乱会导致腹泻、便秘、纳差等，之所以不易治愈在于其寒气深植于肾，故在治疗中既不能补脾制约了肾水，也不能过度补肾而脾不得温煦，还要固涩以留精气，其配比之妙在于中庸之道。本方主要针对肠功能紊乱引起的顽固性腹泻。溃疡性结肠炎和克罗恩病引起的腹泻与肠道功能紊乱引起的腹泻还是有所不同，溃疡性结肠炎可能属于毒滞肠腑，而肠功能紊乱性腹泻很多可能属于湿滞肠腑，但脾肾阳虚的体质基础是共通的。

案例

　　某男，20 岁，因初中时一次打篮球出汗后喝冷饮导致肠胃功能紊乱，平素大便一日 3~4 行，诊断为功能性腹泻。问诊知其初中时喜爱运动，运动出汗后喜欢服用冷饮。舌红，苔白腻，脉弦滑。予神翁汤 14 剂，后询问大便已经好转。2 个月后再次询问，七年顽疾已经完全好转，未再服药。

老年性便秘围治方
——升紫汤

组成

肉苁蓉 10g   枸杞子 10g   厚朴 10g   紫菀 20g

柴胡 5g   枳壳 10g   当归 15g   乌药 6g

生白术 30g   锁阳 6g   金樱子 6g   莱菔子 10g

黄连 15g   黄芩 15g   瓜蒌 20g   生地黄 20g

生栀子 10g   熟大黄 5g

功效

本方可作为老年性便秘的中医二线治疗方案。

用法

浸泡半小时以上，水煎 40min，两煎合并。早晚各 200～300ml。须在医师指导下使用。

方解

本方为济川煎合桑螵蛸散、缩泉丸、三黄泻心汤加减四方围治。缩小便而存液，截水济肠，南水北调，温润滑肠兼顾补肾。另轻用三黄泄肠腑郁热。

参考外治

（1）针灸中脘、合谷、下脘、命门等。
（2）艾灸关元、神阙、下脘等。
（3）腹部推拿按摩。

排邪反应

一过性腹泻，或咳嗽排痰较多。

思考

老年性便秘困扰了很多老人。寻医问药，屡败屡试，多用了很多含蒽醌类物质的药物，导致了肠黑变，也为西医所诟病。所以本方组方避免何首乌、决明子、番泻叶之类常用泻药，只用5g熟大黄，所用全是平和无毒之药物。另外本病的根本原因多由于肾虚水关不固，小便频而水液分利过多未留于肠腑，所以在治疗上要补肾润肠，缩泉固肾，关水道以润肠道。此外老年性便秘除了自身的生理特点，很多人也存在久试泻药，泻药多为苦寒，反而损伤了本来就如风烛的肾阳。所以本方未用一味泻药，另辟蹊径治疗老年性便秘，以求缓治存阳存津，也取得了一定疗效。

案例

　　男，78 岁，习惯性便秘多年，大便 3～4 日一行。服用多种通便药效果不佳，大便燥结，靠开塞露才能通便。舌红脉细数，少苔。予升紫汤 15 剂，初服无明显效果，服到第 10 天告知可以 2 天大便一次，并减少了开塞露的用量。后随访告知断续服用本方，较好改善了顽固性便秘。

习惯性流产围治方
——泰归汤

组成

熟地黄 15g   盐杜仲 10g   制山茱萸 10g   茯苓 15g

炒白术 15g   菟丝子 15g   续断 10g   桑寄生 10g

黄芩 10g   生山药 15g   生黄芪 15g   党参 10g

紫苏梗 6g

功效

本方可作为习惯性流产孕早期的保胎、安胎方剂。也可以作为辅助生殖的中医辅助治疗方。

用法

浸泡半小时以上，水煎 40min，两煎合并。早晚各 200～300ml。须在医师指导下使用。

方解

本方为泰山磐石饮合左归丸加减围治，补肾健脾，安胎固胎。熟地黄、杜仲、菟丝子、桑寄生、山药补肾；茯苓、白术、党参、黄芪健脾补气；黄芩清热，紫苏消滞宽胸。

排邪反应

食欲增加，排气。

思考

此类保胎方剂很多，如滋肾育胎丸、保胎丸、安胎丸等，大都集中于补肾健脾。但孕产疾病是一系列很复杂的疾病。近年晚育是个很大的社会问题，很多人不能自然受孕，或者自然生化妊娠，还有些反复试管移植失败。

现代研究发现很多流产属于免疫凝血相关复发性流产。随着辅助生殖技术的广泛运用，临床上常见病人需要经常复查凝血功能、狼疮抗凝物，很多需要抗凝、抗风湿和其他西医支持治疗，所以我们在中西结合治疗中要注意避免与西医治疗冲突，有所为，有所不为。因为有时在治疗此类患者时，西医需要用阿司匹林，需要用低分子肝素抗凝，定期检测凝血、血栓弹力图和血小板聚集，此时如果我们再强力活血或止血就可能让活血的力量变得不可控。所以中西医结合保胎治疗时应该了解西医的治疗方案，综合考虑。

本方剂的思路由石岛人民医院妇产科姜超主管护师提供，特点是比较平和，可以作为西医治疗的辅助治疗，但一定在专业医生指导下服用。如果是单纯的习惯性流产，胎气不固，也可以作为参考，但也需在专业医师指导下使用。

案例

某女，26 岁，习惯性流产，曾有多囊卵巢综合征病史，后经过中医调理后怀孕。检查性激素三项大致正常，孕酮翻倍略差，孕 6 周时因一次去超市劳累导致阴道出血，因畏惧再次流产来诊。舌红，苔黄腻，脉滑数。给予泰归汤建议其服满 1 个月，服药 1 周后流血停止，胎象渐稳。1 个月后停药。后顺产分娩一体重 3.5kg 女婴，母女平安。

特发性肺间质纤维化围治方
——槐竹汤

组成

生槐花 15g 玉竹 20g 生地黄 20g 赤芍 30g

当归 15g 白术 20g 桔梗 10g 桃仁 15g

炒杏仁 10g 大血藤 30g 鸡血藤 30g 柴胡 15g

冬凌草 30g 南沙参 30g 鱼腥草 30g 炙枇杷叶 15g

苍术 15g 肉桂 10g 三七粉 3g（冲服） 白芍 30g

炙黄芪 20g 炙麻黄 10g 白芥子 6g 细辛 3g

功效

本方可作为特发性肺间质纤维化的中医辅助二线治疗方案。

用法

浸泡半小时以上，水煎 40min，两煎合并。早晚各 200～300ml。须在医师指导下使用。可以服药 3 个月后行肺 CT 检查评价疗效。

方解

本方的主要立意亦为反激逆从，既要滋养肺阴，又要温阳散寒；既要活血散瘀，又要健脾固气；既要开宣肺气，又要补益肺气；既要增液，又要燥湿。槐花、玉竹、生地黄、南沙参养肺阴；当归、赤芍、桃仁、大血藤、鸡血藤、三七活血化瘀；鱼腥草、冬凌草、炙枇杷叶清热解毒；另用杏仁开宣肺气，当归、白芍养血，桔梗化痰、载药上行；白术、黄芪补益肺气，麻黄、细辛发散风寒，白芥子温化寒痰，苍术、肉桂燥湿鼓舞脾肾之气。各种看似矛盾的治疗方向交互激荡，产生意想不到的效果。

参考外治

（1）针灸曲池、少商、肺俞、风门、列缺、合谷、手三里、膻中等。

（2）站桩、静坐、八段锦、太极拳、五禽戏等。

（3）氧疗，负氧离子疗法。

（4）推拿，重点推拿手太阴肺经、督脉循行区域及华佗夹脊肺部投影区域。

排邪反应

排痰反应，乏力，嗜睡。

思考

肺间质纤维化其实是一种充满矛盾的疾病。如果有说这个病的中医治疗需要滋阴，或者需要活血，也许还没有抓住根本。很难用一句话界定这个病是属于燥邪还是属于湿邪，是属于虚证还是实证。在西医这是一种自体免疫系统疾相关的疾病。在中医本病属于寒热错杂、虚实夹杂、血瘀气滞，总归属于上焦之寒邪郁久化热，其无菌性炎症的消除需要发而越之，用小汗法结合和法、养阴、散寒、化痰、活血，健脾化湿，既要开又要合。这也是前面讲的典型的药性相反的"反激逆从"的围治法。发汗属阳，滋肺属阴，阴阳相反的两种治法出现在同一个处方，有时反而激发出意想不到的效果。

本病西医没有特效药，晚期属难治疾病，病人痛苦异常，是在神志清醒的情况下活活憋死。所以中医早期干预，防止疾病发展显得尤为重要。虽然本病的预后一般，但我们现阶段通过中医治疗实现长期生存，延缓或部分逆转病程，保持生活质量也算很好的策略，部分患者也可实现病灶的改善。

案例

某男，64岁，憋喘多年，曾诊断为慢性阻塞性肺疾病。CT检查发现双肺间质性改变，诊断为特发性肺间质纤维化。舌红，苔黄厚腻，脉洪滑。予槐竹汤治疗3个月余，细小纤维灶吸收，右上肺病变略有缩小，憋喘好转，肺部CT示双肺野周边及胸膜仍散见磨玻璃样改变，蜂窝状网格状高密度影较前减少，密度较前减轻。后一直断续门诊调理，纤维灶未见进展，生活质量得到改善。

浅表性胃炎围治方
——允中汤

组成

柴胡 10g   白芍 10g   生白术 15g   茯苓 10g

香橼 10g   佛手 10g   党参 10g   蒲公英 20g

莱菔子 20g   丹参 10g   延胡索 10g   藿香 10g

功效

本方可作为浅表性胃炎的中医二线治疗方案。

用法

浸泡半小时以上，水煎 40min，两煎合并。早晚各 200～300ml。须在医师指导下使用。两周为一疗程。

方解

本方是逍遥散合丹参饮的围治方。因气守中焦，故称为允中汤，取

《尚书·大禹谟》"允执厥中"之意。意守中道，安守中宫，顾护脾胃。

系列方

反流性食管炎围治方——允中汤加枳壳、 厚朴

柴胡 10g	白芍 10g	生白术 15g	茯苓 10g
香橼 10g	佛手 10g	党参 10g	蒲公英 20g
莱菔子 20g	丹参 10g	延胡索 10g	藿香 10g
枳壳 10g	厚朴 10g		

消化性溃疡围治方——允中汤加白及、瓦楞子

柴胡 10g	白芍 10g	生白术 15g	茯苓 10g
香橼 10g	佛手 10g	党参 10g	蒲公英 20g
莱菔子 20g	丹参 10g	延胡索 10g	藿香 10g
白及 10g	瓦楞子 30g		

参考外治

（1）针刺合谷、胃俞、脾俞等。

（2）艾灸上脘、中脘、下脘、胃俞、足三里等。

（3）推拿脾俞、胃俞、肝俞等。

排邪反应

排气，嗳气，一过性稀便。

思考

浅表性胃炎是中医可以积极治疗且疗效极佳的疾病。胃是接触外界食物的前端器官，很多不洁之物、情志之毒流连于本腑，再加上没有很好的成药，也

没有能够根治的西药，导致本病迁延不愈，很多成为慢性胃炎。但在中医属于比较容易治愈且预后较好的疾病。

胃病三分治，七分养。为何现在慢性胃炎，乃至肠道息肉、结节、肿瘤这么多？在食品安全堪忧的今天，除了很多果蔬肉类有农残药残问题，后厨为了增加风味会加各种添加剂，再加上劣质勾兑酒，现在很多人以在饭店吃饭和点外卖代替家中做饭为主要生活方式，在这种情形下来看，饭局社交和外卖其实身体成本很高。因此对于慢性胃炎的调摄，我的建议就是尽量在家吃饭，否则吃一肚子添加剂再吃神药仙丹也没用。

案例

某男，58岁，因长期应酬在外吃饭较多，近日胃痛严重，进食饱胀感，偶有反酸。行胃镜检查显示浅表性胃炎。舌红苔厚腻，脉沉涩。予胃炎围治方7剂，二诊述诸症已好转。后又给予原方守方一月余，胃部不适症状已大部分好转。

偏头痛围治方
——启滞汤

组成

柴胡 10g   黄芩 10g   川芎 30g   赤芍 15g

冬凌草 15g   桔梗 10g   桃仁 15g   当归 15g

红花 10g   延胡索 10g   钩藤 10g   炙黄芪 15g

菊花 10g   珍珠母 20g（先煎） 丹参 20g   蒲公英 15g

功效

本方可作为偏头痛的中医二线治疗方。

用法

浸泡半小时以上，水煎 40min，两煎合并。早晚各 200～300ml。须在医师指导下使用。

方解

通窍活血汤、小柴胡汤合血府逐瘀汤。现代人偏头痛的主要原因与神经紧张、不良情绪有关，属于"内风"居多。中医认为头两侧属胆经，尤其现代人偏头痛情志因素居多，证多属少阳或兼有少阳，故用小柴胡汤作为引经药，用血府逐瘀汤合通窍活血汤打通郁结。用珍珠母、菊花平肝潜阳，蒲公英、冬凌草清热解毒。

参考外治

（1）针刺阿是穴，刺络放血。
（2）精油头疗。
（3）足部按摩，主要按揉足趾部。
（4）推拿、点穴头维、攒竹、太阳、风池、风府等。
（5）手法拍打头部，及胆经循行部位。

排邪反应

一过性刺痛，嗜睡。

思考

偏头痛属于身体侧面的少阳管辖范畴，本方取法和解少阳之小柴胡汤，采用柴胡、黄芩等作为引经药；同时考虑其与患侧脑血管血管紧张素受体增多相关，略有情绪波动，血管紧张素水平变化便会有较大的吸收量导致血管紧张、痉挛，导致疼痛。故在治疗中更加注意改善微循环，解热镇痛。

蒲公英可以很好地消除因炎症造成的血管内皮损伤。炎症临床分两种，一种为病毒、细菌诱发分泌的炎性因子，还有一种是游离内毒素诱发分泌的炎性因子（人体每天都要产生成千上万的癌细胞、坏死细胞等）。冬凌草有一定解毒作用，还有一定活血破血之作用，可以覆盖蒲公英不能解之瘀毒和癌毒，也包括游离癌细胞乃至坏死细胞相关的炎性因子，这也是本方围治组方考虑的特殊之处。

案例

　　某女，37岁，因赶项目熬夜，紧张工作一周，突然发作右侧从枕骨到耳尖一线偏头痛，行颅脑核磁、脑电检查未见任何异常，血压正常。予启滞汤一周，服药第一天即有改善，服药一周已经完全好转。建议其做足部按摩进行巩固，后未再犯。

腺样体肥大围治方
——冬橘汤

组成

冬凌草 12g   橘红 12g   辛夷 6g   藿香 6g

生牡蛎 15g (先煎)   白芷 10g   生地黄 10g   生白术 10g

浙贝母 12g   苍术 10g   蒲公英 10g   茯苓 15g

芦根 15g   白茅根 15g   桔梗 6g   防风 10g

功效

本方可作为小儿腺样体肥大的中医二线治疗方案。

用法

浸泡半小时以上，水煎 30min，两煎合并。10 岁以下儿童早晚各服100～200ml。须在医师指导下使用。1 周为一疗程，最多服用两周。

方解

本方用苍术、白术健脾化湿；辛夷、藿香、白芷芳香化湿；茯苓、浙贝母、橘红化痰；芦根、茅根、生地黄清肺；防风、牡蛎解表固气，桔梗载药上行，蒲公英、冬凌草解毒抗炎。共奏健脾、化湿、化痰、清肺、解毒消炎之功。

参考外治

（1）小儿推拿，清肺经，清天河水，揉肺俞、脾俞等。

（2）药物熏蒸。

（3）艾灸小儿后背膀胱经，重点灸肺俞、脾俞、大椎。

（4）穴位贴敷。

（5）足浴。

附：

腺样体肥大熏蒸方

组成：菊花10g　鹅不食草10g　藿香10g　鱼腥草20g　金银花20g　冬凌草20g

用法：将上述药物煎汤，趁热熏蒸鼻腔，每日一次，一周为一疗程。

腺样体肥大围治贴敷方

白芥子、紫菀、射干、生麻黄、细辛各等分粉碎，生姜汁调成面团状，每日取少许贴敷后背大椎穴、定喘穴、肺俞穴约一小时。皮肤破溃者禁用，如有发疱停用。

腺样体肥大泡足方

组成：吴茱萸9g　干姜9g　苦参9g　生麻黄9g　白芷15g　鱼腥草15g　白芥子10g

用法：将中药煎煮30min或将袋装颗粒剂溶解于水盆中，水温约35℃，泡脚30min，泡到后背微微发汗即止，泡后擦干可自行按摩，不用冲洗。

排邪反应

鼻腔或者口腔排出痰涎，轻度腹泻。

思考

腺样体肥大与孩子的体质偏痰湿以及空气中细小颗粒物刺激有很大关系。腺样体肥大在耳鼻喉科或小儿科医师一般建议有手术指征的尽快手术，以免影响孩子智力发育及面容发育。但在临床也有一些手术后复发的患儿，此时再做手术可能已不合适。

还有一些患儿，罹患上呼吸道感染后过度依赖抗生素和激素，很多外邪被强力压制成为"伏邪"，不时袭扰，反复感染，导致腺样体肥大。此时也应该用中医调理，以尽快排出伏邪、恢复自身正气为要点。

我认为在早期采用中医治疗，很多可以避免手术，配合小儿推拿共同围治，可根治。有些家长对全麻手术心存顾忌，为了尽量不耽误病情，我们中医应该贡献除手术切除之外的第二条路，将小儿推拿和点穴等外治纳入中医治疗此病的围治体系。因为自己孩子腺样体肥大就是我给治好的，所以我觉得这或许可以作为一个早期纯中医治疗、反复发作的中西医结合治疗的优势病种。

案例

某女，5岁，不明原因打鼾，诊断为腺样体肥大，建议择期手术。家长为避免手术寻求中医治疗，予冬橘汤连续治疗20天，打鼾症状逐渐消失。后复查发现腺样体肥大已减轻，再次检查医师建议可以观察，我建议继续汤药配合推拿治疗。后痊愈。

咳嗽变异性哮喘围治方
——紫金止嗽汤

组成

紫菀 10g	紫苏子 10g	金银花 15g	金荞麦 10g
款冬花 10g	当归 15g	芦根 15g	南沙参 20g
炒杏仁 10g	生甘草 10g	炙枇杷叶 15g	橘红 15g
乌梅 10g	冬凌草 10g	桔梗 10g	柴胡 10g

功效

本方可作为咳嗽变异性哮喘的辅助治疗方，配合西医治疗可以改善症状，缩短病程，提高治愈率。

用法

浸泡半小时以上，水煎 30min，两煎合并。早晚各 200～300ml。须在医师指导下使用。

方解

本方中金银花、炙枇杷叶、冬凌草、金荞麦消炎解毒；紫菀、橘红、桔梗化痰；款冬花、杏仁、甘草镇咳；柴胡解热疏肝；当归补血活血；乌梅收敛肺气；芦根清肺火。针对咳嗽变异性哮喘的主要病机进行围治。

系列方

支气管扩张围治方——紫金止嗽汤加白茅根、茜草、三七、白及

紫菀 10g	紫苏子 10g	金银花 15g	金荞麦 10g
款冬花 10g	当归 15g	芦根 15g	南沙参 20g
炒杏仁 10g	生甘草 10g	炙枇杷叶 15g	橘红 15g
乌梅 10g	冬凌草 10g	桔梗 10g	柴胡 10g
白茅根 30g	茜草 10g	三七粉 3g（冲服）	白及 10g

咳嗽遗尿围治方——紫金止嗽汤加金樱子、续断、山药

紫菀 10g	紫苏子 10g	金银花 15g	金荞麦 10g
款冬花 10g	当归 15g	芦根 15g	南沙参 20g
炒杏仁 10g	生甘草 10g	炙枇杷叶 15g	橘红 15g
乌梅 10g	冬凌草 10g	桔梗 10g	柴胡 10g
金樱子 10g	续断 10g	山药 10g	

参考外治

（1）短针斜刺定喘、少商、肺俞等。

（2）艾灸风门、膏肓、肺俞等。

（3）推拿拍打肺经、膀胱经循行部位与后背双肺投影区。

排邪反应

咳痰、排痰反应、轻度腹泻。

思考

本病的治疗与感冒治疗的思路类似，在围治的范畴下都需要消炎、止咳化痰、解热镇痛，但比例不一样，感冒的比例约为 3∶1∶1，咳嗽变异性哮喘的比例约为 2∶2∶1，另外咳嗽变异性哮喘在中医属于慢性咳嗽，虽名为变异性哮喘，其实与哮喘关系不大。慢性咳嗽治疗之不同在于兼顾以下三点："久病多瘀""气有余便是火""五脏皆令人咳，非独肺也"。比如很多女性咳嗽漏尿，一方面因为盆底肌产后修复欠佳，另一方面也是自身肾虚所致。所以在治疗上需要兼顾活血、降火、清肝或健脾、补肾。这也是一个在围治框架下可以深入中西医结合并能取得极佳效果的疾病。

案例

某女，55 岁。咳嗽三月余，胸部 CT 未见异常。西医诊断为咳嗽变异性哮喘，进行过口服消炎药及雾化治疗未见改善，每日需服用激素镇咳，咳嗽时易漏尿。舌红苔少，脉浮滑。予紫金止嗽汤治疗 1 周，咳嗽即有很大改善，随后 1 周治疗自述"每天排出一升痰"，后予调治 2 周，咳嗽基本消失，咳嗽漏尿亦极大好转。

关于围治的总结与展望

本书其实是以西医病名为纲目辨病论治书写一个微型中医内科学的尝试，只不过采用的主要思路是围治和围方，故名《中医围治法实践》。这里讨论的围治，一方面是想立足于规范化特定疾病的中医方案以突破临床试验，另一方面也希望给基层医师和初学者一些新思路。围方，一般是指汤药，对于一些相对不太复杂的疾病，如甲状腺功能亢进、亚急性甲状腺炎、发热、多囊卵巢综合征等具有很好的独立应对能力，故可以独立作为一个干预因素进行 RCT 试验。单纯围方对于恶性肿瘤、高血压、糖尿病、脑血管病、精神疾病等复杂疾病虽也有一定作用，在癌症治疗中也有一些实践，但效果因人而异，有些人会在自身病机撕开一个小口，有些人依然很难改变指标，难以歼灭疾病。这时可能需要结合针刺、正骨、按摩、音乐治疗等其他疗法配合围治才能取得较好疗效。但在围治方法里面，汤药无疑还是最重要的一环，因为古语道"汤者荡也"，为何能达到此种效果，一个简单方剂中究竟有多少未知的 miRNA、多糖化合物、酯类化合物、热休克蛋白、肽分子、过程小分子，有待我辈和后人去探究。即使现阶段很难研究，但不影响其作为一个黑箱进行整体研究。

1. 化简为繁，化繁为简

围治的组成模块通常是经典方剂或者常用对药，随着中药工业化种植，药味变薄，药效减低，加之人体疾病愈加复杂，今日之单一经方也许只能当作古时一味药使用，方能大概率取得速效。这就是围治法的另一个理论基础，是中

医化简为繁的一种尝试，也是围方、围治化繁为简的一种观法。

时代在日新月异地发展，疾病也在不断变异，其分子机制阐述越加复杂，病毒、细菌和肿瘤已发现能够免疫逃逸，自我伪装，绕过抗生素、抗癌药的识别与攻击。人的体质也在抗生素等西药的过度使用下变得更加脆弱，人类生存气候环境变化也比以往都剧烈，在治疗上，任何单一的手段也许都是单薄的，只有从不同角度去思索，综合应用，才能解开这个复杂的魔方，摸明白时代真"相"和全"象"，看懂西医"影像"。虽然围治耗费药材和人工，别嫌麻烦，这是我们现阶段疾病复杂的真象，围治正是将这三者（相、象、像）通过综合给出的初步解决方案。

也许有些读者会问，如果觉得经典方药力单薄，为什么不加大单味药用量？首先，如果单用一种药，在各级医院药店和患者不同经济条件下，其质量是很难得到保证，对药、角药起码备份疗效；其次，这种分散的力可以增加围方的稳定性，给患者用药安全以保证；最后，我相信中医之难在于量。轻施巧力、四两拨千斤的医案固然有，但不总是能复制，而且一定有很多预设前提。有时实战还需势均力敌，面对钢铁洪流要上飞机重炮，花拳绣腿肯定是不行的。另外单味药的使用剂量既然药典是有限定的，与其去冒险突破药典中规定的用量，不如略增加味数。本书基本无突破药典之用药。

围方就给了疾病一个固定辨病方，这可能是对这个特定疾病的所有中医证型和体质拓扑结构的最小公倍数，也可能是针对疾病背后病机的最优解决方案。现阶段虽不完美，但在这个方子基础上，可以改变疾病的化验指标，让患者走上痊愈之路，如果有后人通过科学研究使围方、围治更加精简或疗效更好，那就更加让人欣幸了。相信那一天中医会变得更加有力量，而且一定会到来。

围治不是大炮轰蚊子，至多算霰弹枪打麻雀（多病机）。中医界真正的大方，虎狼药我是见过很多的，其弊端我也是了解的，所以我力求这些围方做到节约、高效、合理。另外，本书所关注的疾病大都是很困扰患者，且西医没有完美、闭环、无毒的处理办法，给个人、社会、家庭来巨大负担的疾病。尽早公开这些处方，是希望可以给热爱科研的西医同仁一个中医方向，给热爱辨证论治的中医同仁一个坐标参考，给非药物治疗一片新天地。在通治方基础上，辨证论治和个体化治疗会更加精准。

中医围治的提出类似于哲学的维度的增加。经方是平面的，几个经方合用，而且是按照一定空间阵列排列，就无形中给经方战队赋予了新的力量，拿破仑曾经说过："1个哥萨克骑兵可以战胜2个法国骑兵，2个哥萨克骑兵可以战胜3个法国骑兵，50个哥萨克骑兵只能和50个法国骑兵作战，100个法国骑兵却可以战胜150个哥萨克骑兵，甚至更多。"这种以合理阵型排列的团队的力量在临床实践中被反复验证可以极大地增加中医的治愈力，并不怕与西医的治疗手段公平比较疾病的疗效，而且无毒副作用，唯一缺点就是目前方子大了一点、方法繁杂一些。如同做菜，同样的食材，配比对了才能够出来绝妙的味道，这就是看似平淡的围治可能出现颠覆教科书的显著疗效的原因。

2. 围治重视西医指标

很多中医人认为中西医结合出了问题，不能总盯着西医指标，要多问问病人感受，感受比指标更重要。我不完全认同这种观点，指标是西医的金标准，客观、真实，现代医学发展到今天，留下的宝贝之一就是有了疾病评判的普遍标准，虽然有些疾病的定义很牵强，但有标准总比没标准要好。中医应该能做到在改变实验室指标、医学影像的基础上改变疾病的走向。我们不能追求当慢郎中，开平安药，把可以中医干预的急性病治成慢性病，而要通过可重复的疗效获得尊重和认可。为了实现这个目标，我们不惜把方法设计繁复一点，先在西医主导的治疗中获得基于临床证据的话语权，再让后人去慢慢缩小它。

科学发展到高级阶段应是由繁入简的。我们要先立再破，暂时先放下辨证论治这个中西医交流的语法障碍，先在西医的临床指南中用RCT级临床证据占领一块中医的"飞地"，等有了扎实的临床证据再去批判、修葺这些围治方。相信随着中西医学的发展，这些围治方也许会随着临床的不断打磨变得更精简、更节约，也许会找到针对某一疾病的"靶点"。但这就好比颜真卿开创的正楷颜体，但其字体的合理性可能还不如明清时期的一个普通秀才，但无疑他开创了时代。其实未来的治法叫不叫"围治"没关系，知道中医可以高通量、可复制地辨病治疗就行了。

另外，药材浪费的问题也曾是我一个巨大的担忧。如果RCT试验验证了一些围方，的确有导致大方泛滥的风险。但人命比什么都珍贵，药材是会再生的，亲人只有一个。重提围治之后，我也在临床尽量用小方治病，八味药以内，相信大多数中医人是随着阅历越来越删繁就简的。

3. 围治是中西医结合十字路口的独特风景

也许西医同道会问，很多疾病已有西医解决方案，为何还需要中医解决方案？我的回答是：大部分西医方案不完美，副作用大。因为西医的药物来源于化合物筛选和结构式设计，经过三期临床试验而上市。这种药物的优势在于明确的循证医学证据，劣势在于其不是系统论研发出来的东西，所以病理背后的深层原因往往并未解决，这也是为何有些糖尿病、高血压、甲状腺功能亢进、银屑病、帕金森病患者会常年服药而依然进展，乃至后期控制不佳。

这个世界上任何疾病治疗都不是只有一把钥匙。而中医立足解决的就是病理背后的深层抽象结构，围治又能兼顾解决临床疗效观察，何乐而不为呢？也许很多人说一大碗汤药、针灸加推拿远不如一片降压药来得快，何必舍近求远？但据我长期临床观察和思考，有时最远的路才是最近的路。终身或长期服药在中医的概念里不算治愈。人体之气是周流不止的，中医的"解剖刀"落在活人的气的运动上。一片降压药去强行压制一个方面，其他方面可能会受损，西药说明书上列出的副作用很多都是真实发生在病人身上的，具体不再赘述。人体是个系统，任何慢性病都是一个稳态，我们经常发现迅速降低某个器官的指标，打破这种稳态，往往以损害另外一个器官为代价。但是我们也不能对科学发现高血压对靶器官的损害视而不见，权衡疾病各个阶段中西医治疗的优劣，统筹安排治疗才是围治的正确方向。

为何新型冠状病毒肺炎的重症多出现在一些患有高血压、糖尿病、癌症等基础病的患者，仅仅一个免疫力低恐怕很难解释。急性病也一样，迅速退热，消炎，往往把病气、伏邪压在肺或者其他器官，总有一天会爆发。就我的孩子来说，今年八岁，在疫情之前，历次感冒，包括流感，我都是用中药治疗，没有服用过一片抗生素，没在静脉上扎过一个针眼。现在体质很好，班级流感偶有中招，但往往两三天就痊愈。这就是中医治疗方案的积极意义。

另外还有中药副作用的问题，也是以后临床试验需要随访的内容。中药是老祖宗几千年用临床试出来的药，绝大部分是安全无毒的。一些中药引起的肝肾功能损伤，不一定是有处方资格的中医或者经过系统学习的中医开具的，把少数知识面狭窄的中医的医疗行为冠以全体中医的通病是不合理的。我在临床上未见到药典范围内的中药方剂引起肝肾功能损伤。比如，我自己用中药方剂治疗癌症，一般方子也不太小，很多患者临床观察五年以上，定期复查肝肾功能，至今没有发现一例肝肾损伤。

也许再过几百年，人类的体质发生巨大变化，地球的自然环境也发生了根本性变化，药材质量继续滑坡，人的体质也变化了，围方也围不住了，那时又可能出现其他的手段，围治也会被扫进故纸堆。希望我们珍惜自己赖以生存的自然环境，绿色生活，适度开发，让人和地球的真气都能守得长长久久，葆其天真。大家采用围治调理好后要积极康养摄护真气，低碳生活。人与自然息息相关，自助者天助，天人合一。

中医药是伟大的，我们继承了广博的中医遗产，是处在古、今、中、外的十字路口。在这个特殊历史时期，要打破很多固有观念，这些围方、围治属于一种继承和总结，并不属于某个人。首先药是古人尝的，方是古人创的，法是跟杨宇飞主任、李东主任以及学医路上各位明师所学，我们只不过抽空总结一下汇编成集。另外现代医学帮我们遴选了类似青蒿素、三七皂苷等靶点药，也剔除了诸如生何首乌、关木通之类的有毒药，让我们学会重新认识中药的可能作用靶点和副作用。又赶上国家对中医药的大力支持，我们其实是幸运的一代中医人。

未来的中医，也许靶方靶药都会很快找到，方剂免疫组学的研究也会逐步发展。真正高水平的围治要求中医有认知疾病全貌。调度一切治疗手段的能力，即西医懂病理，中医懂医理（中药，经络），懂天文对疾病的影响（五运六气），懂地理对疾病的影响（五方治病），还要打破中医概念，将道医、佛医、蒙药、维医、藏医、苗医等或其他国家地区特色疗法统一在中医围治范畴下，能够调动一切治疗手段为治疗服务。

在编排体例上，我尽量避免中医术语，希望西医专家和普通读者能够看懂。每个疾病我都要争取说出我对此病独特的认识、设计围方的思路、邪气排解的方向，并且把外治和非药物治疗作为单独一目。内治方案多为草药组方，外治不是我的主业，由参编人员协助写作，很粗浅，需要很多积累和探索，更多是抛砖引玉的立意。

也许以后第二版会有三组方案，包括草药、外治和西医。那时可能会结合西医专家。当然也会包括我们医院针灸组，厚朴中医团队以及更多的外治专家

的宝贵经验。但这超出我们目前在门诊所积累知识结构，我们一家医院一个科室也没有实力去整合这些资源。虽然目前以我们的有限资源，尚未有机会去做 RCT 试验验证。欢迎大家能够根据情况结合临床，符合伦理，在专业医师指导下进行治疗尝试和课题合作。

最后，提醒广大患者各种方剂和方法需在专业医师指导下使用！

参 考 文 献

[1] 李东书，肖崇宗. 肖瑞崇教授围治法治疗失眠经验 [J]. 云南中医学院学报，2010，06（33）：61-63.

[2] 仝小林，刘文科. 论精方与围方 [J]. 时珍国医国药，2012，09（23）：2293-2294.

[3] 赵诚和，谢雅之. 中医食疗系列方改善肿瘤患者化疗期间症状临床观察 [J]. 世界科学技术—中医药现代化，2017，04（19）：663-668.

[4] 杨媛，李东. 针药联合对反复种植失败患者冻融胚胎移植结局及子宫内膜容受性的影响 [J]. 北京中医药大学学报，2018，06（41）：516-522.

[5] 丁宁，辛喜艳. 瘰粒宁汤及破血解毒散结清肝法治疗小儿瘰粒肿 [J]. 中国社区医师. 2016，32（28）：180-180

[6] 丁宁，杨宇飞. 运用清安汤治疗持续发热的经验与思考 [J]. 中华中医药杂志，2018，06（33）：2416-2418.

[7] 王庆其，裘沛然. 大方复治 反激逆从 [J]. 中国医药学报，1993，05（8）：42-44.

[8] 丁宁，杨宇飞. 试论中医治疗中的排邪反应 [J]. 中医杂志，2018，11（59）：932-935.

[9] 朱炳林. 大方与小方 [J]. 江西中医学院学报，1999，01（11）：14-15.

[10] 徐立群，张荣华. 中药围方配合化疗治疗结直肠癌的思路与方法探讨 [J]. 云南中医中药杂志，2018，07（39）：21-24.

[11] 丁宁，许云. 杨宇飞教授从虚、瘀、毒三位一体致癌学说及立足免疫平衡的扶正活血解毒法初探 [N]. 2013年全国中医肿瘤学术年会论文集：776-782.

[12] 丁宁，杨宇飞. 杨宇飞教授运用"三交疏肝补肾方"中西医结合论治乳腺癌经验探析 [J]. 世界科学技术—中医药现代化，2014，04（16）：734-737.

[13] 陈欣燕，金末淑. 仝小林教授运用干姜黄芩黄连人参汤治疗2型糖尿病80例临床观察 [J]. 中华中医药杂志，2013，2（28）：463-465

[14] 杨荣. 复方生化汤治疗晚期人工流产后宫内残留52例 [J]. 中国乡村医药，2020（11）：22-22

[15] 曹鹤如. 治愈一例缠腰火丹 [J]. 江苏中医，1965，（3）：3-3

[16] 艾儒棣，严素芳. 中医药治愈带状疱疹48例介绍 [J]. 成都中医学院学报，1980，2（1）：43-44